女子力UPのための 最新 入浴法

日本健康開発財団
温泉医科学研究所
フロフェッサー
後藤康彰

虹有社

「女子力UP」への近道・お風呂へ飛び込め！

みなさんは、日本が信じられないほどの「お風呂・温泉大国」なのをご存じですか。世界的に見て入浴の主流はシャワーで、日常でゆったり湯船に浸かるのは、日本人だけといっても過言ではありません。日本では、家庭への浴室普及率は95％超。こんな国は世界のどこにもありません。また、世界の活火山の7％を有する日本は温泉の宝庫で、3000カ所以上の温泉地、2万7000以上の源泉があります。次に多いイタリアで温泉地が200カ所程度ということを考えれば、日本が桁違いな温泉大国であることは、明らかですね。

僕の仕事は、「加齢を制御する生活行動としての入浴」に関する医科学的な研究で、「お風呂・温泉を通じて人類の健康長寿に貢献しよう！」の実現をゴールとしています。

これまでに、「湯船に浸かること」が健康に役立つとして医科学的なエビデンスが明らかになってきています。本書は、こうした根拠をもとに「目的に応じた入浴」、特に「女子力を上げる入浴」について、ひも解く試みを行ったものです。

さて。断言しましょう。

「お風呂であなたの女子力は確実に上がります！」

僕が本書でみなさんにイチバンお伝えしたいのは、

「合言葉は『びゃーーーー』と『しゃしゃーー』」

詳しいタネ明かしは後にして、本書を読み進めていくとガッテンいただけると思います。


いきなり話は変わりますが、日本女子の肌は秀逸です。

年を重ねるにつれ欧米女子と肌の若さは加速度的に差がついてくるなあというのが僕の印象。

その差は、日本の高い湿度、バランスの取れた食生活、良質な化粧品や日本女子のスキンケア意識の高さにもあるでしょう。

ですが一番大きな差は**「お風呂に浸かる」**ことだと僕は考えています。

不思議なことに、日本歴の長い風呂好き欧米女子なんて、喜寿を超えてもつやつやだったりします（もちろん個人差はありますが）。


シャワーとどこが違うのか。毎日の活動がきついかどうかは人それぞれですが、夜には確実に身体は疲れ、隅々に老廃物がたまっています。

お風呂の最大の効果は「温熱作用」。湯船に浸かると「びゃーーーー」と末梢まで送り込まれる血液の量が増大します。すると、酸素と栄養が身体の隅々に運ばれ、二酸化炭素や疲労物質が「しゃしゃーー」と排除されます。ここで一日の疲れはリセットできるのです。

それに、スマホに必要な充電は僕らにとっては睡眠。お風呂は「ぐっすり」な眠りも約束し、朝にはリフレッシュした体が取り戻せます。毎日「お風呂に入る」ことは、植物にとっての「太陽」と「水」に相当します。

これを毎日繰り返すかどうかの積み重ねが、あなたの「女子力」に相当（！）…かかわってくるのです。

本書がご提案する「女子力UPのための最新入浴法」のポイントは、どんな美人になりたいか、**「目的から入浴法を逆引き**（↓P8）**」すること。**

上げたい女子力に応じた入浴法を試してみてください。適切な入浴法には個人差がありますから、それぞれご自分に合うようにカスタマイズするとよいでしょう。

だから！「お風呂に飛び込みましょう」！

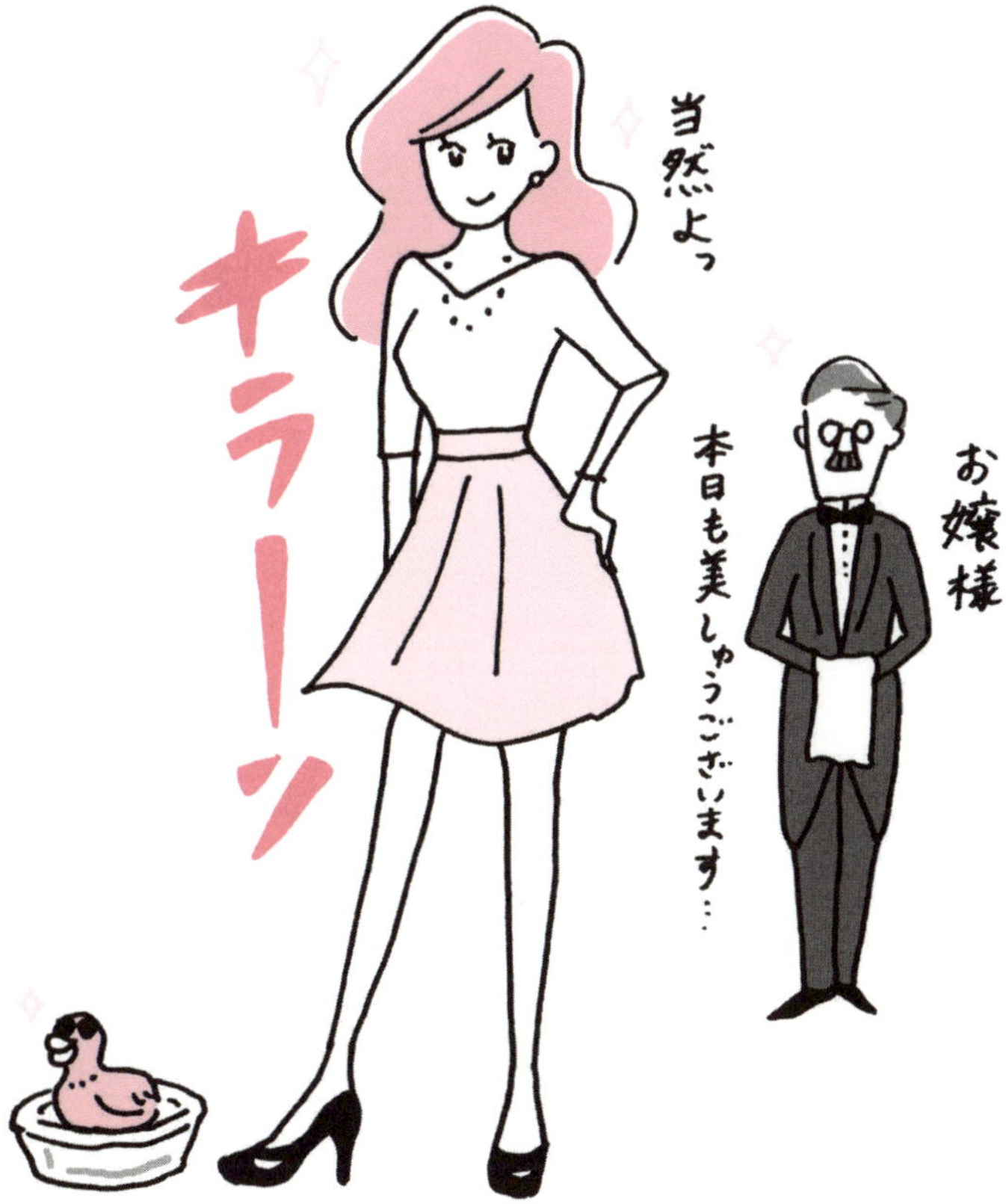
お嬢様
本日も美しゅうございます…
当然よっ
キラーン

目次

今日の気分で
美人になる！

ケースごとに入浴法を選ぼう

なにげなく入るお風呂ですが、「目的」を意識することでぐっと効果は高まります。みなさんが求める女子力から逆引きして、その日の気分の入浴法を選んでください。生活のリズムでいくつかを組み合わせるのもおすすめです。

目的から逆引き

エアコンで
お肌がカサカサ。
お風呂でうるおいたい！
→うるおい美人 P42

一日中パソコン作業…
つらい肩こりを
なんとかしたい！
→姿勢美人 P33

ストレスが
たまってる～！
心も身体も元気になりたい
→免疫美人 P51

老化を感じるこのごろ。
お風呂ですっきり
若返りたいわ
→血管美人 P16

日曜の夜、しっかり
眠って月曜からの
激務に備えたい
→快眠美人 P59

付き合いの暴飲暴食で
おなかの調子が
いまひとつ…
→腸内美人 P91

運動不足を解消しつつ、
楽しめることはないかな？

→健脚美人 P107

明日はデート！
ミニスカートで彼を
びっくりさせちゃおう♡

→美脚美人 P25

毎日の緊張を
ゆるめる簡単な
リラックス方法は？

→脱力美人 P83

朝、すっきり目覚めて
行動するには
どうすればいい？

→テキパキ美人 P99

エアコンと外気の
温度差に
体がぐったり…

→調節美人 P116

最近ちょっと
太っちゃった！
お風呂でシェイプアップ！

→体形美人 P67

お風呂の中での
事故防止も
知っておきたい

→冷静美人 P125

自然の中で思い切り
深呼吸したいけれど…
旅に出る時間がない！

→バランス美人 P75

まずは
1週間
チャレンジ！

おすすめ入浴レシピは
こちら→ P134

ア・ラ・カルトもいいけど
コース仕立てで

女子力UP!
お風呂ルーティン

めんどくさ…なみなさんの顔が目に浮かびます。基本、好きに入ればいいんです。順番もまあいいでしょう。でも、食欲を促す前菜、血液をアルカリ性に傾けたあとのメイン料理に備えるサラダ、消化のよい魚料理のあとは、ソルベで口直ししてメインの肉料理へ…。フルコースの順序に意味があるようにお風呂のルーティンにも意味があります。ルーティンは絶対ではありませんが、コース仕立てのほうがより楽しめるかもしれません。

1 いつ入れば いい？

ほっとしたいとき、さっぱりしたいときは原則OK。
思いに任せて入りましょう。
食事の直前直後、泥酔時はNGなのをお忘れなく。

2 水分補給で 脱水予防

コップ1杯の水分が、脱水予防に役立ちます。
ビールはここではぐっと我慢。
長湯派には浴室へのペットボトル持ち込みもおすすめ。

3 かけ湯は 体を慣らす儀式

身体をお湯に慣らします。
手足の先から体の中心に。もちろんシャワーでもOK。
（公共の場では）デリケートな部分は丁寧に洗い流すのがエチケット。

4 半身浴から始めよう

飛び込みたいのをぐっとこらえて半身浴を。心臓への負担を軽減します。
一息ついたら全身浴もOK。
ぬるめから始めるとよいでしょう。

5 髪・身体を洗います

ご自分に合うアイテムで髪や身体をきれいにしましょう。
お湯に慣らしているので汚れはスムーズに落ちるでしょう。
ごしごしこすり過ぎないほうが、お肌に好影響。

6 浴槽で身体をあたためます

ここがメインディッシュ。目的に応じた入浴法を試みましょう。
お湯を出るのはうっすら額に汗をかくころ。
熱湯派ならここで追い炊きもいいでしょう。

7 浴後は湯冷めに注意

せっかくの温熱効果を逃す手はありません。
浴後は丁寧に体をふいてぽかぽかを持続しましょう。
乾燥肌の方は保湿もお忘れなく。

8 水分とともにイオン補給

お風呂で失われるのは水分とイオン。
水分補給するなら汗に近い成分のイオン飲料がさらにグー。
ここでビールも解禁です。

※冬は浴室・脱衣室の温度差が大きく、ヒートショックによる血圧の急変動を避けるため、脱衣室をあたためておくとよいでしょう。

知っておきたい入浴作用

お風呂の効果 ファンタスティックフォー

入浴の作用は大きく分けて4つ。「温熱作用」、「静水圧」、「浮力」、「粘性・抵抗性」。僕はこれを「湯船で得られるファンタスティックフォー」と呼んでいます。このほか、シャワーと共通するものに「清浄作用」があります。それぞれの作用から、オリジナルな入浴法を設定してみるのもよいでしょう。

1 温熱作用

お風呂がもたらす最大のベネフィットで、これが「あたたまり」の正体です。私たちの身体には血管が張りめぐらされ、血液が流れています。お湯の「熱」が血液の循環で体内に持ち込まれることで、身体が「芯」からあたたまるのです。通常私たちが浸かる38〜42℃であれば、この「あたたまり」で身体の隅々に酸素と栄養を「びゃーー」と送り込み、二酸化炭素と老廃物を「しゃしゃーー」と洗い流すことが期待できます。入浴時間は額に汗がにじんでくるくらいが目安です。ただし、湯温の違いが身体に及ぼす影響が違ってくることにもご注意を。個人差はありますが、「リラックス」ならぬるめの湯（38～40℃）、「リフレッシュ」ならあたたかめの湯（40～42℃）がおすすめです。42℃を超える熱い湯は刺激が相当強くなりますので、ほどほどに切り上げるのもポイントです。

該当美人

●血管美人（↓P16）●姿勢美人（↓P33）●免疫美人（↓P51）●快眠美人（↓P59）●テキパキ美人（↓P99）●健脚美人（↓P107）●調節美人（↓P116）

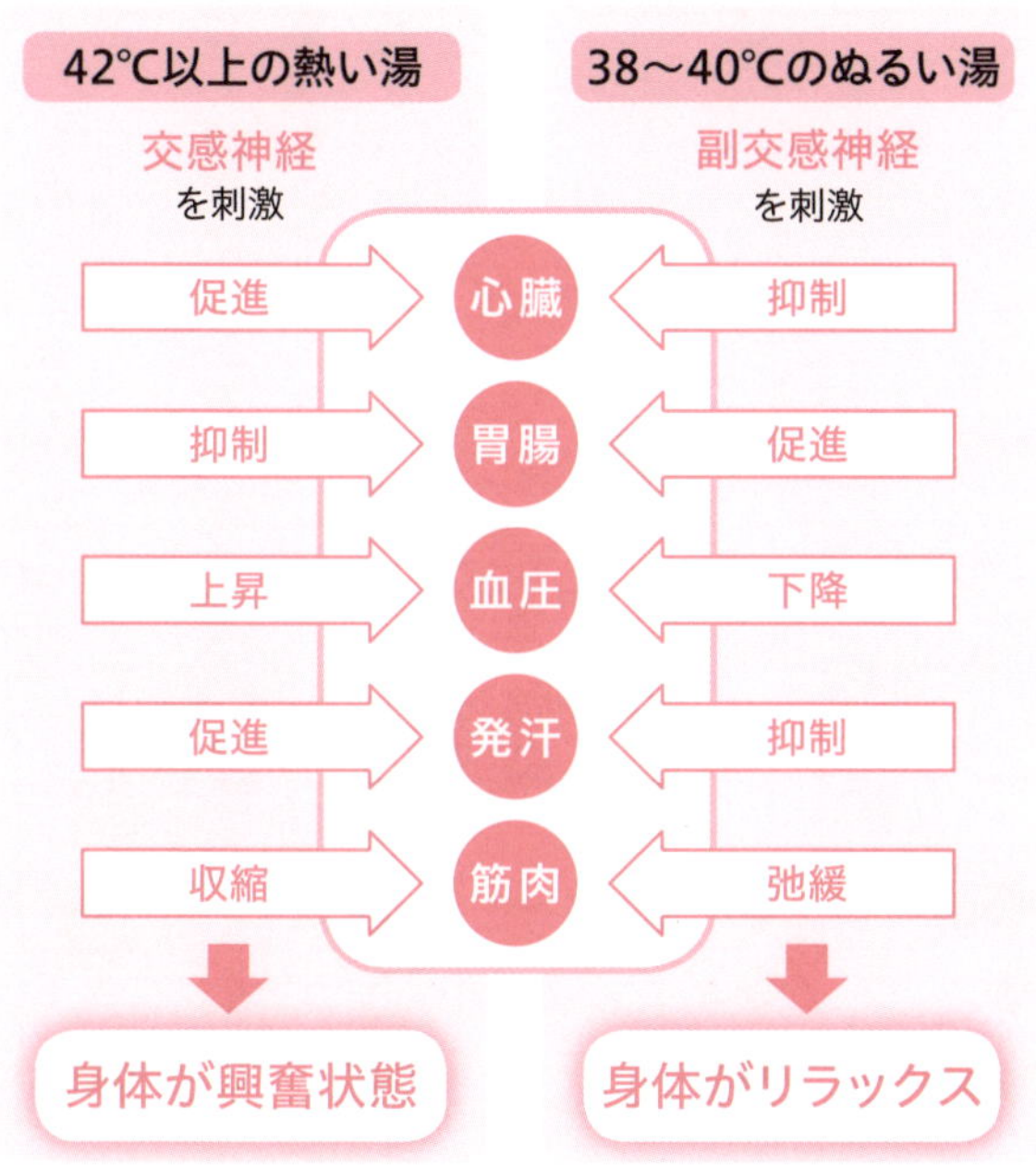

42℃以上の熱い湯
交感神経
を刺激
38～40℃のぬるい湯
副交感神経
を刺激
促進
心臓
抑制
抑制
胃腸
促進
上昇
血圧
下降
促進
発汗
抑制
収縮
筋肉
弛緩
身体が興奮状態
身体がリラックス

2 静水圧

お風呂に浸かって思わずもれる「ふああーー」な声、これが「静水圧」を感じられる瞬間です。目には見えませんが、肩までしっかり浸かると全身にかかる水圧で横隔膜が押されて肺を圧迫、思わず息がもれてしまうというわけ。お風呂の静水圧は、下半身にたまった血液やリンパを心臓に押し戻して（静脈環流）くれるので、むくみの解消も期待できますよ。

該当美人
●美脚美人（↓P25）●バランス美人（↓P75）

3 浮力

湯船のふちを枕にしてそっと脱力してみる…「ぷかり」とお尻が浮かんでくる、それが浮力です。首まで浸かると体重は

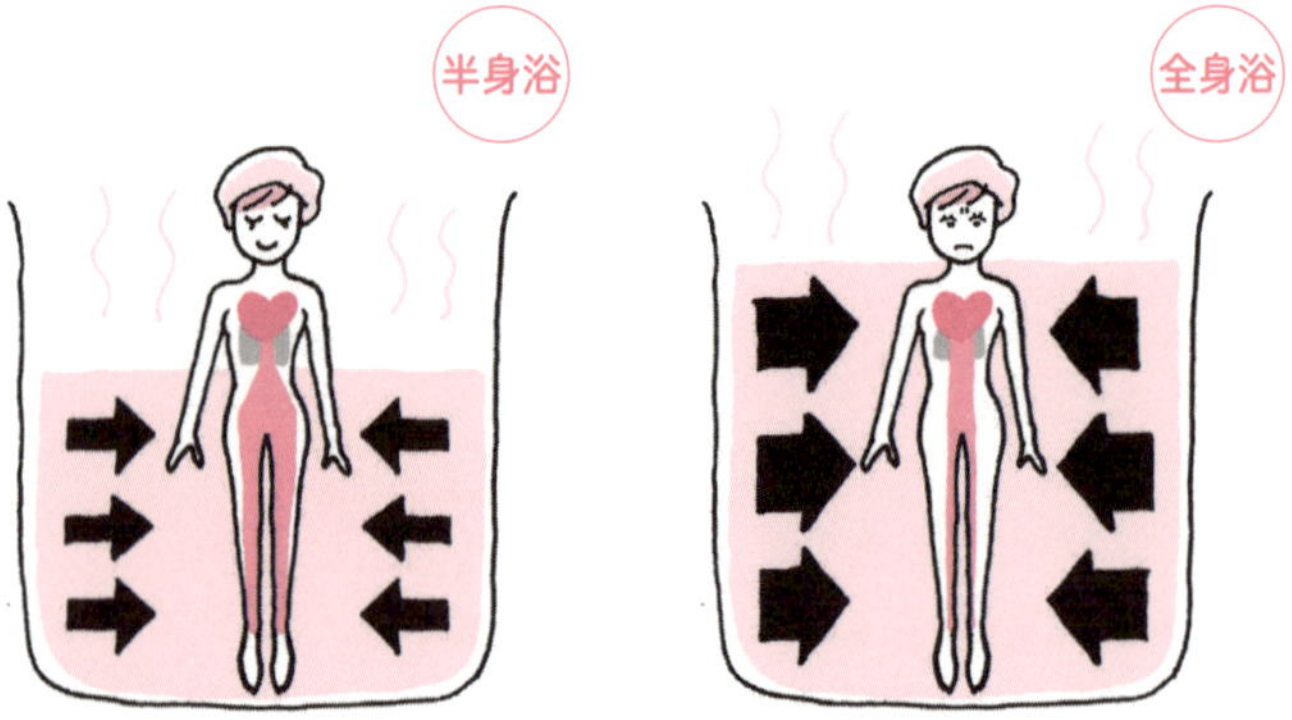

10分の1程度にしか感じられなくなっているはずです。ふだん身体を支えている関節や筋肉も重力から解き放たれるので、足腰を休ませることもできます。無重力の宇宙空間もこんな感覚なのかもしれませんね。

該当美人
●脱力美人（↓P83）

4 粘性・抵抗性

水中で陸上と同じくらい速く歩いてみる、できませんよね。「無駄な抵抗ではありません」、それが水の粘性・抵抗性です。空気と水の密度の違いは約800倍、抵抗は約28倍ですから陸上と同じ動作を行うことは困難ですが、逆にそれが大きなメリット。発揮した力の分だけ抵抗が返ってきますから、無理な負荷をかけることなく、安全かつ効率的に運動できるのです。

該当美人
●体形美人（↓P67）

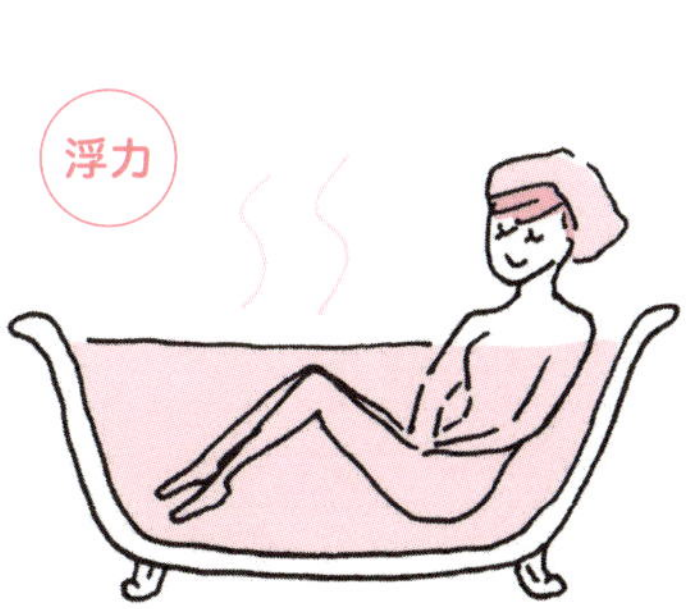

1

血管美人

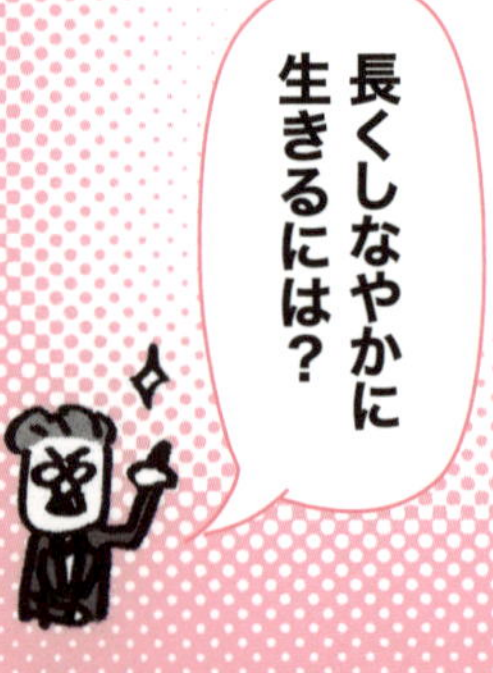

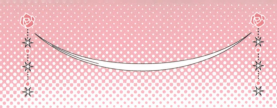

最後の勝ち組は「血管美人」

みなさんは〝**長寿**〟にあこがれますか？
古来「太く短く」、「細く長く」なんていわれますが、若さを保ったままでないと長生きなんてしたくない？　僕的には「長くしなやか」がいいのかなぁ…なんて思っています。
僕的「しなやか」は血管の話。「はじめに」では、「温熱作用の最大のメリットは酸素や栄養を末梢まで運ぶこと」とお話ししましたが、そもそも「運ぶために重要なもの」が血管なのです。

人間に張りめぐらされた血管は、なんと1人約10万㎞！

血管が欠陥になると、もうどうしようもありません。
理屈は簡単です。庭やベランダのホースを思い浮かべてください。買ってきて1年くらいは弾力があり、水撒きしても「ビャーー」って勢いよく出ますよね。

これを野ざらしにしてバンバン日光に当てていると…、だんだん弾力を失い…、ガビガビになって…、穴が開き、水もれまでしてしまいます。

私たちに当てはめると、肥満、糖尿病、高血圧が進行し…、血管が詰まったり穴が開いてしまったり…、行きつく先は心筋梗塞、脳卒中…。

人は見た目なんていいますが、僕的には、「**血管美人最強**」と思っています。

血管を総取り換えできる技術ができれば、人類の寿命は大幅に延びるでしょう。

女子力UP
ワンポイント

「お風呂で血管若返り」

はい、ここからはお風呂の話です。

血管の老化を防ぎ、若返らせる「入浴法」が…、実はあるんです！

その裏付けとなるのが、鄭忠《ていちゅう》和《わ》先生（和温療法研究所所長・元鹿児島大学教授）が提唱する「**和温《わおん》療法**」。

1　血管美人

【体温調節のメカニズム】われわれの身体は、身体の中心の温度（深部体温：37℃前後）を一定に維持するように体温調節することで、体の機能を正常に保っています。体の中心を離れるにつれ体温は低くなり、皮膚表面温度は32℃前後です。深部体温が上がると「運び屋（血液）」が熱を体の外側に逃がそうと、血流量が増大します。

療法の定義（抜粋）は、「深部体温を約1.0℃～1.2℃上昇させた後、さらに30分間の安静保温で和温効果を持続させ、終了時に発汗に見合う水分を補給する治療法」。

和温療法の最大の効果は、**「血管内皮からNO（一酸化窒素）が出され、血管機能を改善し血管の新生が促されること」**。

「和温：Ｗａｏｎ」は鄭先生の造語で、「和」、「温」は訓読みにすると「なごむ」「ぬくもり」。

「心地よく心身をリフレッシュさせるぬくもり」の意味が込められています。

主に60℃前後のサウナで行われるこの療法ですが、家庭で女子が気軽に行うこともできるんです！　それが、

「41℃のお風呂に肩までしっかり（全身浴）10分程度浸かること」。

入浴後も身体を冷まさず、ゆったりしてください（個人差やコンディションも

ありますので、体調に合わせて入るのがいいでしょう。また、重度の高血圧、心臓に不安のある方は要注意です)。

「血管年齢なんて顔に出ないじゃん…」と思う人がいるかもしれません。が、僕的にはスッピンを前提に＋－5歳で当てる自信あり（根拠なし）。はずれたらビール一杯ごちそうしましょう（笑）。

ちなみに僕の実年齢は49歳、血管年齢は25歳（自慢）。ですが、食べ過ぎ・飲み過ぎのため体脂肪計に乗るとカラダ年齢50歳（泣）。とんだケッカン人間ですね。

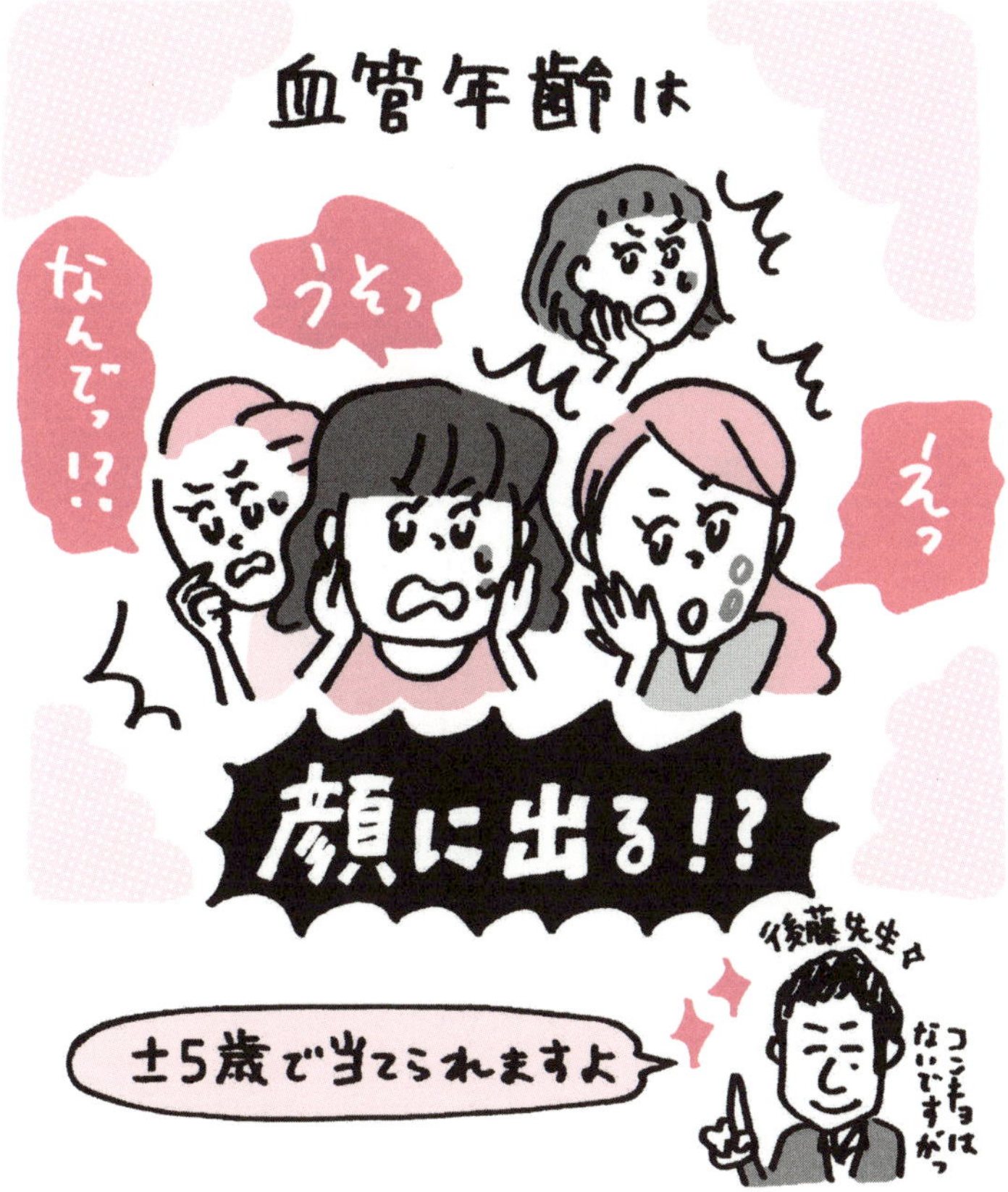
血管年齢は
なんでっ!?
うそっ
えっ
顔に出る!?
後藤先生☆
±5歳で当てられますよ
コンキョはないですがっ

老化のスピードを決定づけるのが血管といっても過言ではありません。
血管をしなやかに保つことこそ、女子力に直結するのです。

「血管美人」になる入浴法

適正温度
41℃

全身浴
（重度の高血圧、心臓に問題がない方）

一 41℃のお湯をたっぷり用意

二 肩までしっかり浸かり、10分全身浴

三 入浴後は身体を冷やさない

四 温浴施設では、低温（60℃程度）サウナを利用

血管美人のお助けグッズ

ガウン、ブランケット
浴後の保温持続に効果的

イオン飲料
水分とともに失われるイオンの補給も重要

Point

しなやかな血管をゲットするには、

「41℃のお湯に10分＋保湿」。

酸素を全身に送り、二酸化炭素を排出します。

温泉で女子力UP!

「選ぼう泉質」❶

保湿を促す「塩化物泉」

2014年7月1日。環境省から32年ぶりに温泉の適応症・禁忌症が発表されました。これは、日本温泉気候物理医学会が医学的研究の根拠に基づいてまとめたものをもとにしたものです。従来禁忌症にあった「妊娠中（特に初期と末期）」がはずされたことが話題になりましたが、ほかにもりだくさんで、かなりわかりやすく具体的になっています。

それぞれの泉質ごとに、「女子力UP」の視点で見ていきましょう。第1回は保湿を促す「塩化物泉」。通称は「熱の湯」。

塩化物泉は、温泉に溶けている成分のうち、プラスイオンの主体がナトリウムイオンであるもの。濃いと海水みたいにしょっぱいこともあります。

女子的に見て塩化物泉の特筆すべき適応症は、末梢循環障害・冷え性・皮膚乾燥症。なんといっても夏はおすすめです。職場で頻繁に勃発するオッサンと女子の冷房大戦争…の行方は知りませんが、塩化物泉は女子の強い味方です。

浸かると塩類が肌に膜を作ってコーティング。ぽかぽかとあたたまりが持続しますし、肌から水分が逃げるのを防ぎます。ですので、入浴後はシャワーなどで洗い流さないでください。

「塩化物泉」といえば、関東近郊なら熱川温泉（静岡県）。関西なら有馬温泉（兵庫県）などが有名でしょうか。熱川がユニークなのは、20数本も立つ「温泉櫓」。関東近郊でこの景観を眺められるのはここだけです。100℃近い源泉で駅前で

温泉で女子力UP!

「選ぼう泉質」❶

保湿を促す「塩化物泉」

はゆで卵を自作もOK。あまりゆで過ぎるとハードボイルド…、って誰も聞いてませんね…（汗）。

いわゆる温泉卵は60℃くらいで半熟なので、好みに合わせて作ってください。有馬（金泉）は海から離れてますが、塩分が海水より濃い温泉です（濃過ぎるので、人によっては湯上がりに流してください）。

近年、フィリピンのピナトゥボ火山と有馬の共通点が見いだされ、プレートテクトニクス※（舌かみそう）によれば、どうやらマントルに乗って「どんぶらこ」と600万年くらいかけて運び込まれたとのこと。

（※編集部注…プレートテクトニクスとは、地球表層部で起こる地震、火山噴火、造山活動など、地学現象の原因やメカニズムを、地球表面を覆うプレートの水平運動で説明する考え。プレート理論ともいう）

せっかく温泉を訪れるなら、「食」や「自然」、「文化」なども楽しみましょう。熱川なら地物の魚。鯵のたたきやふのりのみそ汁が絶品ですし、有馬なら但馬牛は、はずせません。お酒も楽しんじゃいましょう…、お風呂の後に…。ほどほどに…、自戒の念を込め（笑）。

2

美脚美人

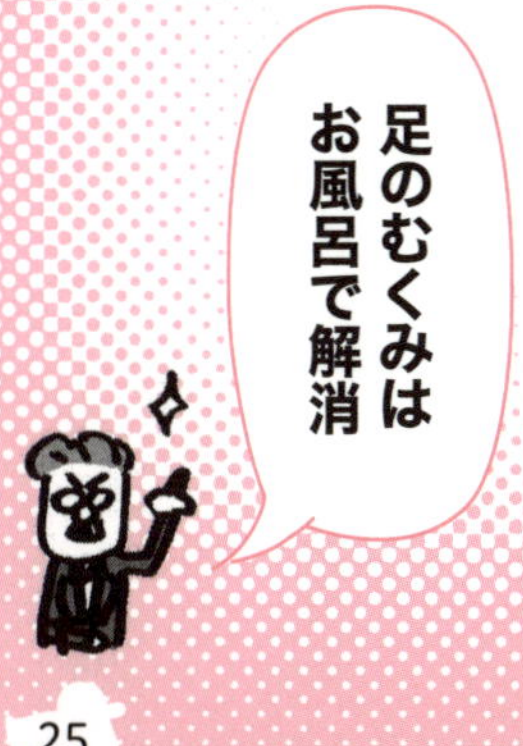

第2の心臓「ふくらはぎ」

「美脚美人」…、なんて書くと「馬から落馬」みたいに僕の日本語レベルが馬脚をあらわしてしまってますが…。**「美脚」は女子にとって重要**ですよね。スラリと伸びたモデル風なのか、鍛えられたアスリート風なのか…、「美脚」と書いても基準は人それぞれ。おじさん目線で美脚と書くと石が飛んできそうですから、ここは**「むくみ解消」**に焦点を絞りましょう。

女子の悩みのひとつに**「足のむくみ」**がありますよね。

特に立ち仕事やデスクワークのみなさんは、「足のむくみ」を感じることが多いのではないでしょうか。

地上では重力が地球の中心に向かって働いていますので、血液は下肢に引き寄せられます。心臓に血液を戻すポンプ機能が落ちてくると、血管の外に血漿《けっしょう》成分がしみ出て、細胞の外に水分がたまってしまいます。これが、**むくみの原因のひとつなのです。静脈血を心臓に引き上げるのは、足の筋ポンプの役割。ふくらはぎが**「第2の心臓」**と呼ばれるのは、その機能をつかさどるからなのです。

女子力UP
ワンポイント

「全身浴でむくみ解消」

それでは、**「足のむくみ」**を解消するお風呂の秘訣を伝授しましょう。

え、えーと…、実は**お風呂に入るだけ**でいいんです！　できれば毎日がいいでしょう。なんて無責任な（笑）？

そのわけは、入浴がもたらす**「静水圧作用」**にあります。水深50〜60㎝の湯船に肩までしっかり浸かると、**腹囲が1㎝〜数㎝細くなる**といいます。相当な圧力です。足先やふくらはぎ、太腿に圧力がかかると、血液を心臓に押し戻す機能が高まり（静脈還流）、むくみが軽減されるというメカニズムです。

足先から身体の中央に向けてさすってみる、足首の曲げ伸ばしや回転、ふくらはぎなどをマッサージしてみるのもよいでしょう。マッサージの強さは個人差がありますので、ご自分で気持ちいいと感じる強さを探ってみてください。僕のお気に入りは、**足の指の間に手の指を挟んでぎゅっと握ってみる**こと。気持ちいいですよ。

温浴施設や大きめの銭湯なら、動水圧でマッサージ効果を狙うのもよいでしょう。ジェット水流の圧注浴・ジャグジーならふくらはぎや太腿に当ててみましょう。気泡浴は皮膚に当たってはじける振動がマッサージ効果をもたらします。

ご家庭でも手軽にお風呂＋アルファで美脚を目指せないかなぁ…と、お話をうかがったのは、バスグッズ専門のインターネットショップ「バスリエ」の松永武社長さん。お風呂で暮らす「バスリビング」という理念を提唱しています。

「足のむくみがお悩みのユーザーは少なくありません。マッサージを補助するグッズや、家庭用浴槽向けの動水圧グッズへの関心も高まっています」

マッサージ効果を高めるローラーや、家庭に簡単に取り付けられるジェット機能を持つグッズもあるみたいですね。

シャワーしか使ってないあなた！ **お風呂に入るだけで、美脚になれちゃうか**もしれませんよ！

●バスリエ「BATHLIER」
http://www.bathlier.co.jp

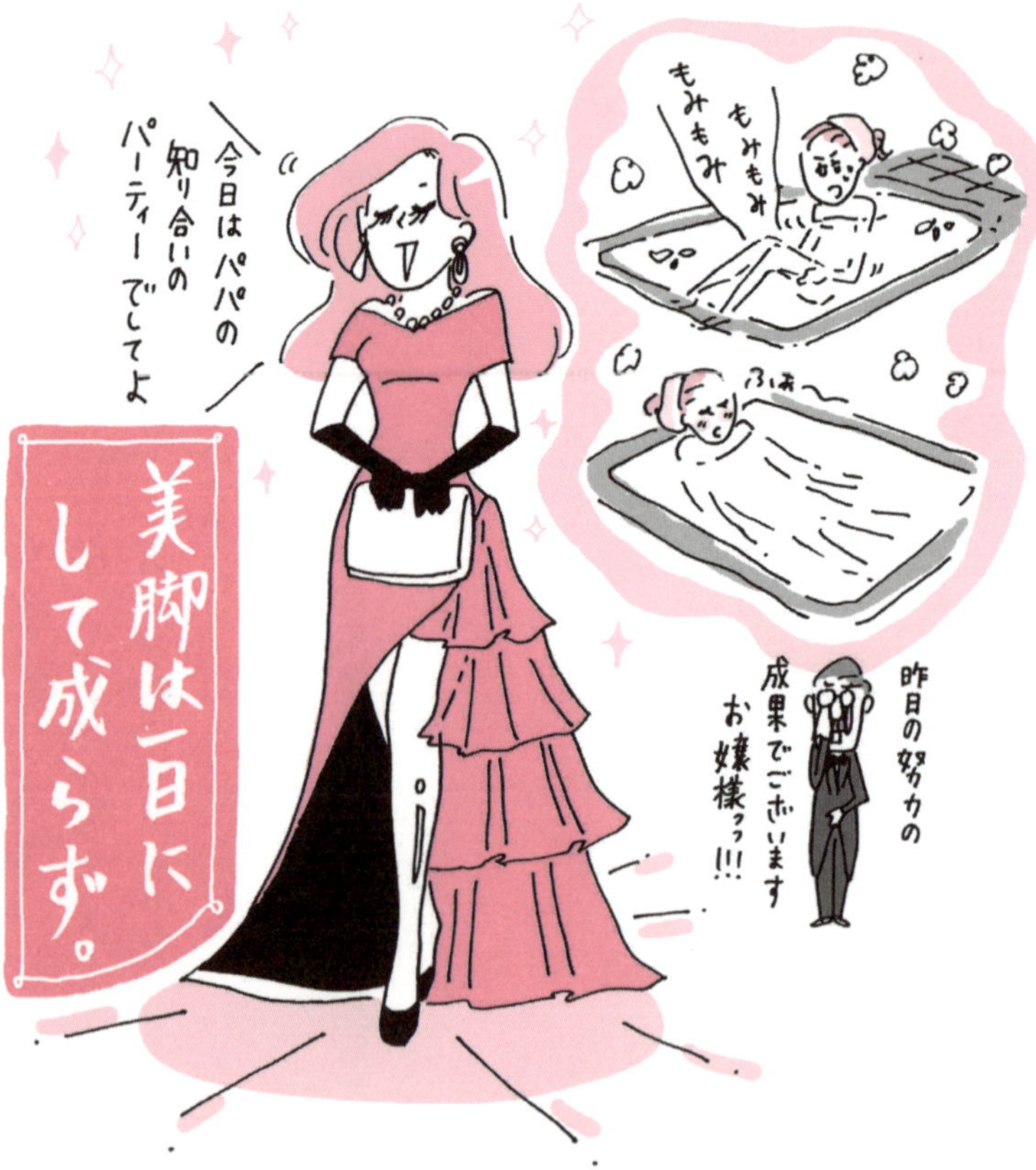
美脚は一日にして成らず。
今日はパパの知り合いのパーティーでしてよ
もみもみ
もみもみ
ふぉ〜
昨日の努力の成果でございますお嬢様っっ!!!

見えない水圧が、美脚（むくみ解消）キープの立役者。
ふくらはぎに感謝の念を込めてマッサージを。

「美脚美人」になる入浴法

適正温度
38～42℃

全身浴

一　足先から身体の中央に向けてさする

二　足首の曲げ伸ばしや回転

三　ふくらはぎをマッサージ

四　足の指の間に、手の指を挟んでぎゅっと握る

美脚美人のお助け情報

＼温浴施設でやってみよう！／

気泡浴
泡が皮膚に当たってはじける振動でマッサージ効果

ジェット・圧注浴
気になる部位に直接当ててマッサージ効果

Point

むくみのない美脚の秘訣は、実は
「お風呂に入るだけ！」。
マッサージをすればなお効果UP！

温泉で女子力UP!

「選ぼう泉質」❷

脂肪を減らそう「含よう素泉」

もうしわけございません。このコーナーでは、テーマに沿った泉質を紹介しているのですが…美脚に効く特定の泉質というのは、将来の科学の発展にゆだねるってことで。

…そんなわけで、今回は新入りの「含よう素泉」に登場していただきましょう。「含よう素泉」は、2014年7月の新基準（療養泉）で突如現れた新入りです。その適応症は「飲用」に限られており、「浴用」は療養泉の一般的適応症に準拠しています。野球で言えば代打の切り札（誇張？）、サッカーならスーパーサブといったところでしょうか。

「飲用」の適応は、「高コレステロール血症」。んんんん？ なんとなく美脚も関係するかもしれないってことで、よしとしましょう。「甲状腺機能障害」は禁忌なので飲まないようにしてくださいね。

含よう素泉というのは新入りだけあって、それほど日本に多くありません。ただし、日本が唯一といっていいほど誇れる鉱物資源はよう素。世界生産量は第2位。チリに次ぐ輸出大国です（中央温泉研究所・滝沢英夫先生の受け売りです。温泉訪問時は温泉分析書をチェックしてください。何軒かに1軒は、彼の分析した温泉のはずです）。

代表的なのは、白子温泉（千葉県）。食べるなら日本一の漁獲高を誇るイワシでしょう。イワシに含まれるカルシウムをきちんと取っておくことは、美脚を支える骨のコンディション維持に役立ちます。九十九里海岸に面した白子温泉は、テニスやスポーツ合宿のメッカでもあります。ぐぐーーっと延びる砂浜を走ってみるのも美脚にいいっすねえ。水平線から朝日が顔を出す瞬間は感動的です。すみません。僕は二日酔いでしばらく拝んでおりませんが…。

3

姿勢美人

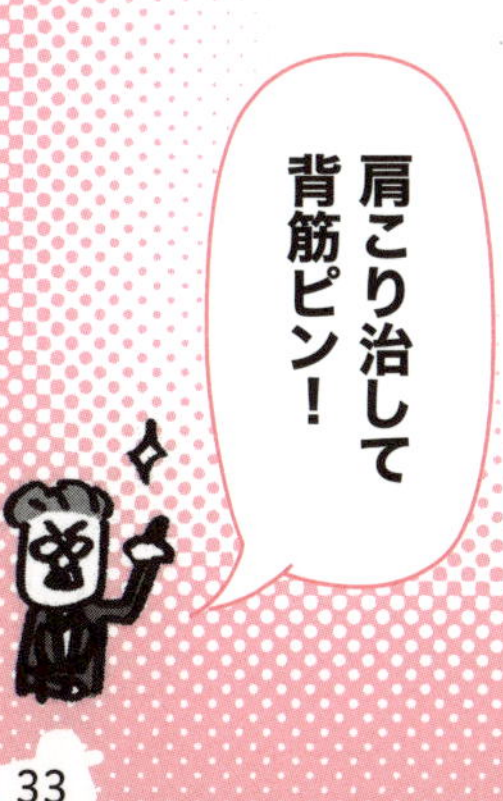

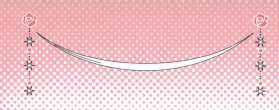

姿勢ひとつで印象が変わる

すっと伸びた背筋。さっそうと歩く姿。姿勢の良さは女子力に大きな影響を与えるって思いませんか。なわけで、今回は**「姿勢美人」**にフィーチャーしましょう。

パソコンの前でついつい猫背になってしまいがちな僕が書くのもなんではありますが、デスクワークに携わる女子の最大の敵のひとつに**「肩こり」**が挙げられます。

平成25年国民生活基礎調査によれば、日本人女性が自覚する体の不調で最も多い症状とのこと。ほんとか？　と思い、目の前の同僚20代女子に尋ねたところ、やはりあるらしい。

恐るべき「肩こり」。

「肩こりが先か姿勢が先か」は、「鶏が先か卵が先か」に匹敵するほどの、人類始まって以来の女子最大の課題のひとつであります。

3 姿勢美人

注：②『おへそ前』のポイントは、ふーっと息を吐いた状態でおなかを前に出すとつかみやすいですよ

そこでお話をお聞きしたのはＪＴＢ中央健康増進室の統括産業医、新居智恵先生。

「肩こりの原因は、筋肉の血行不良です。ストレス、運動不足に加えて、悪い姿勢の積み重ねが肩こりを招きます。**肩こり解消には良い姿勢が基本。**

デスクワーク中には、

① 背筋を伸ばして両足を床につける
② おへそをできるだけ前に出す
③ 肩の力を抜いて軽く顎をひく

を心がけるのが重要です。②『おへそ前』※注の姿勢をとると自然と①③もついてきますよ」

なるほどぉ。デスクワーク中にも「姿勢美人」を心がければ、「肩こり解消」と「男子の目を釘付け」、１粒で２度おいしいじゃありませんか…？

女子力UP
ワンポイント

「コラーゲンの柔軟化を利用せよ」

筋肉の血行不良を改善？　そりゃあ、お風呂の出番でしょう。
ただし…、お風呂に入るだけでは、ダメなんです。

①肩までしっかり浸かる全身浴
②肩関節をゆっくりしっかりストレッチ

を心がけてください。

血管美人（↓P16）で触れてきた「温熱作用」はもちろん血行を改善します。
加えてもたらされる**コラーゲンの柔軟化を利用**することが最大のポイント。

女子ならよく耳にするコラーゲンは、細胞と細胞をつなぎ合わせる接着剤のようなタンパク質。柔軟化すると関節の可動域も大きくなりますので、お風呂の中でのストレッチは極めて**「肩こり改善」に有効**です。肩を大きく回してみる、上下に動かしてみるのもよいでしょう。

健康運動指導士の七條智之さんに、お風呂の中でのストレッチのコツをうかがいました。

肩回しは両肩同時に前に10回、後ろに10回から始めてみましょう。肩の上げ下げはぎゅっと上に持ち上げて5秒静止した後、「すとん」と力を抜いてみるのがコツ。5回程度から始めましょう。両手を後ろに組んで胸を開いて伸ばしてみる、両手を前に組んで首を下げ、グッと背中を開いてみるのもおすすめです（それぞれ5秒程度）。

もちろん肩だけではなく全身の関節に同様の作用がもたらされますから、首や肘、手首、膝、足首、股関節もストレッチしましょう。しなやかな動作を身につけることにもつながり、「姿勢美人」への道はぐっと近づくはずです。

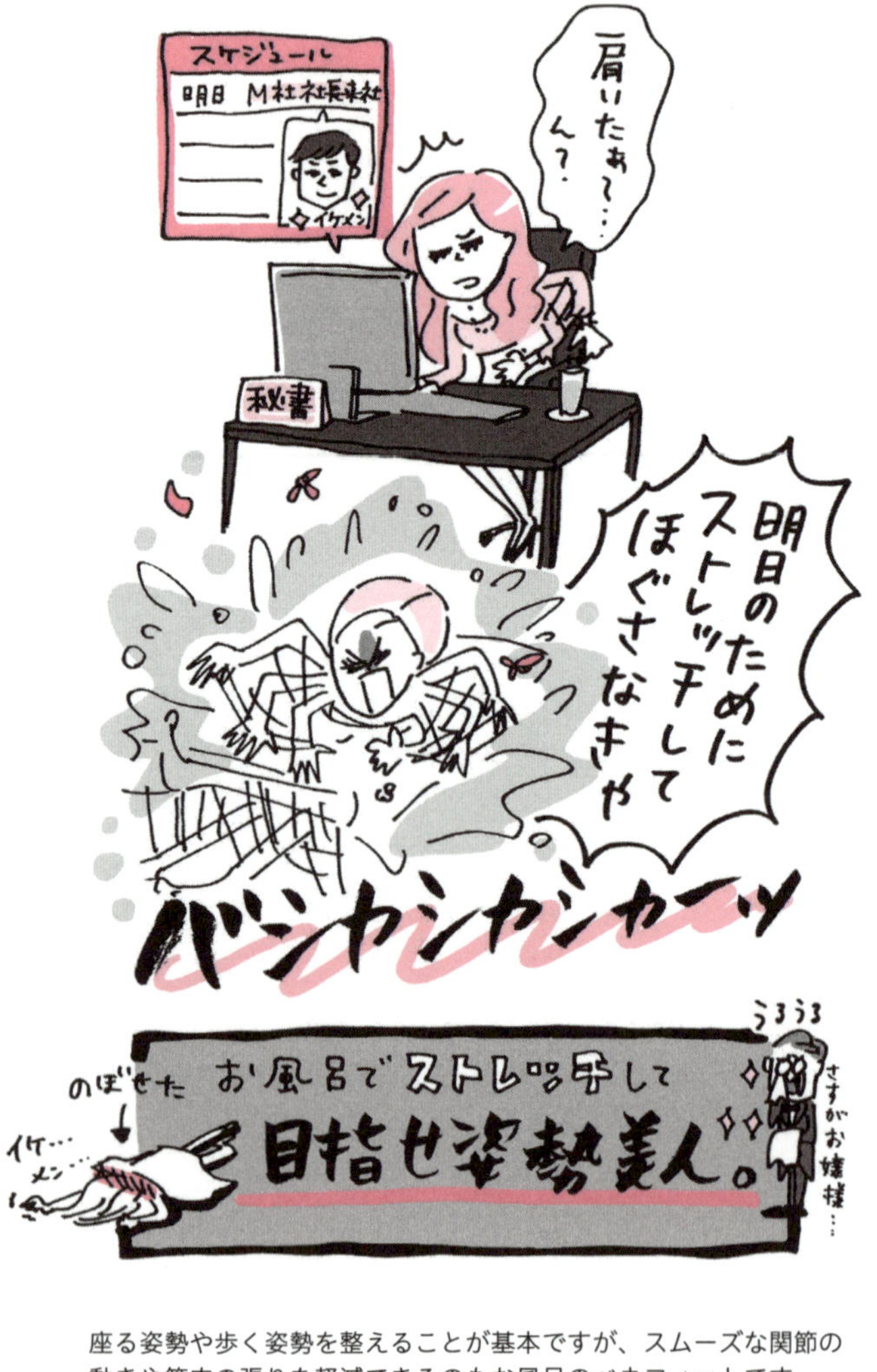
スケジュール
明日 M社社長来社
イケメン
秘書
肩いたぁ〜…
ん？
明日のためにストレッチしてほぐさなきゃ
バシャシャシャカーッ
お風呂でストレッチして
目指せ姿勢美人。
のぼせた
イケ…メン…
うるうる
さすがお嬢様…

座る姿勢や歩く姿勢を整えることが基本ですが、スムーズな関節の動きや筋肉の張りを軽減できるのもお風呂のベネフィットです。

「姿勢美人」になる入浴法

適正温度
38～42℃

全身浴

一 肩回し

両肩同時に前に10回、後ろに10回から始めよう

二 肩の上げ下げ

肩をぎゅっと上に持ち上げて、5秒静止したあと、すとんと力を抜く

三 胸伸ばし

両手を後ろに組んで、胸を開いてしっかり伸ばす

四 背中伸ばし

両手を前に組んで首を下げ、グッと背中を開く

姿勢美人のお助け情報

清潔なタオルがあると good
両手を組む代わりにタオルを握ってストレッチをアシストするのも OK

お尻を締める！
インナーマッスルに効き、体幹を鍛えます

Point
コラーゲンの柔軟化を利用して、**お風呂の中でのストレッチ**で姿勢美人！

温泉で女子力UP!

「選ぼう泉質」❸

誰にもやさしい「単純温泉」

「姿勢美人」に関していえば、すべての療養泉に共通するといえるでしょう。今回ご紹介するのは「単純温泉」。塩化物泉同様、日本に最も多い療養泉のひとつです。含有成分が1kg中に1g未満の療養泉ですが、あなどるなかれ。それぞれの成分が規定値に届いていないだけで、その特色は千差万別ながら、誰にもやさしいのが特徴です。

浴用の適応症には、

①筋肉、関節の慢性的な痛み、こわばり
②運動麻痺における筋肉のこわばり
③冷え性、末梢循環障害
④胃腸機能の低下
⑤軽症高血圧
⑥耐糖能異常（糖尿病）
⑦軽い高コレステロール血症
⑧軽い喘息・肺気腫
⑨痔の痛み
⑩自律神経不安定症やストレスによる諸

症状
⑪ 病後回復期
⑫ 疲労回復、健康増進（生活習慣病改善など）
とずらり。

古くから知られる名湯に多いのも特徴で、動物にまつわる言い伝えが残されている場所も少なくありません。

開湯1200年の**鹿教湯温泉**（かけゆおんせん／長野県）は、矢傷を負った鹿が傷を癒やしていた（鹿が教えた湯）といわれますし、開湯800年の**湯田温泉**（山口県）は、毎晩傷ついた足を湯に浸けていた白狐が始まりとされています。

冬に訪れるなら鹿教湯では、温泉街から文殊堂へ続く氷でできた灯篭が幻想的で

す。味覚はジビエで鹿を…って、え？鹿教湯の由来にもなっている鹿ですが、まぁ、いいですよね。地元のマリコ・ヴィンヤードのワインと合わせるといいかもしれません。

湯田でブレイク中なのは、ご当地出身石川姉妹の活躍もあり、スリッパ温泉卓球。これがなかなかにハマります。味覚ならもちろん狐…ではなく（汗）、「ふく（ふぐ）」でしょう。コラーゲンたっぷりもさることながら、オッサン（オッサン女子含む）としてはひれ酒にしびれてしまいます。いや、ほんとにしびれちゃったら危ないんだけど。

4

うるおい美人

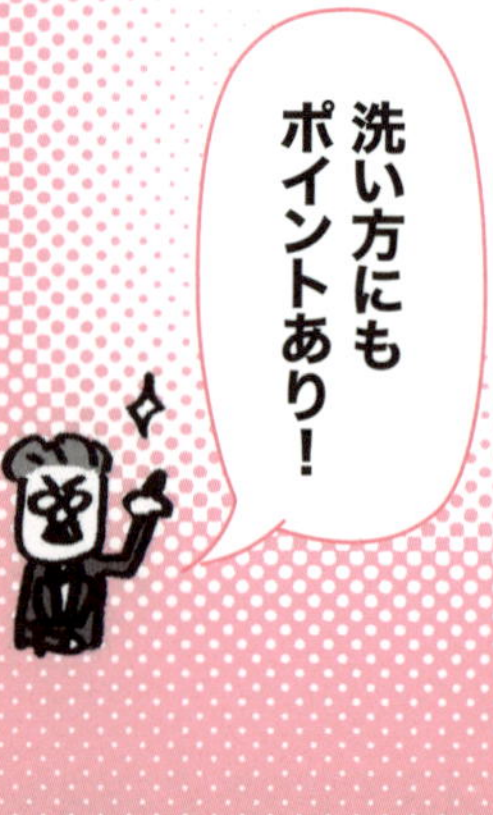

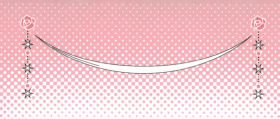

つらくはないのか「東京砂漠」

女子の冬の悩みの代表的なもののひとつに**乾燥**がありますよね。オッサンの僕にしても年々背中や腰のまわりのかゆみを実感しています（…加齢のせいともいう）。12月から1月にさしかかると、乾燥でかゆみが強くなり、ついつい肌にダメージを与えてしまうこともあるのではないでしょうか。

実際に気象庁のデータによると、東京の2015年1月の平均湿度は52%。1915年は66%ですから、100年間で**湿度が14%下がっている**ことになります。ちなみに平均気温は2015年1月5・8℃、1915年1月3・3℃で、100年間で2・5℃の上昇。湿度減の要因のひとつは温暖化ともいわれています。

往年のヒット曲に『東京砂漠』がありますが、ほんとうに東京の砂漠化は進んでいるのかもしれません。

待てよ…、ということは、現代の女子より100年前の女子のほうがしっとりした美肌だったってこと？

ちょっと100年前にタイムスリップしてみたいような…、いやいや、テクノロジーの進んだ現代、100年前の女子に負けるわけにはいかないじゃありませんか。

思いつくのは加湿器！

…ううん。僕の子供のころは、石油ストーブの上にやかんでお湯沸かしてたなぁ。

まあ、お風呂の話にまいりましょう。

女子力UP
ワンポイント

「乾燥を極力制御せよ」

「お風呂」場面における乾燥予防は、いかに**浴後の「水分蒸散量」（皮膚から失われる水分量）を少なくする**かにかかっています。

基本は、

①身体を洗うときは「ゴシゴシこすらない」
②冬仕様の入浴剤を
③浴後の保湿は入念に
がポイントです。

まず①。これは年間を通して言えることでもありますが、身体を洗う際に「ゴシゴシ」こすってしまうと皮膚にダメージを与えてしまいます。毎日お風呂に入るのであれば、日常生活で体を清潔に保つには、やさしくなでる程度で十分です。

②に関しては、硫酸ナトリウムなど保温機能が高いものを選んでみるとよいでしょう。

そして③。女子であれば常識中の常識ではありますが、冬ならではのポイントを、アロマ研究家で温泉利用指導者でもあるケイ武居さんにうかがいました。

「お風呂上がりには、いつものアイテムを使う前に、ワンクッション、**オイルマッサージ**を挟んでみると効果的です。フェイシャル、ボディともに**週2回程度の**

セルフマッサージを試してみてはいかがでしょうか。乾燥がひどい方は集中的に毎日実践してみるのもいいかもしれません。油っぽいのが気になる方は、マッサージ後、ホットタオルで蒸し上げると、オイルの吸収も促進しますし、べたつき感も解消できますよ」

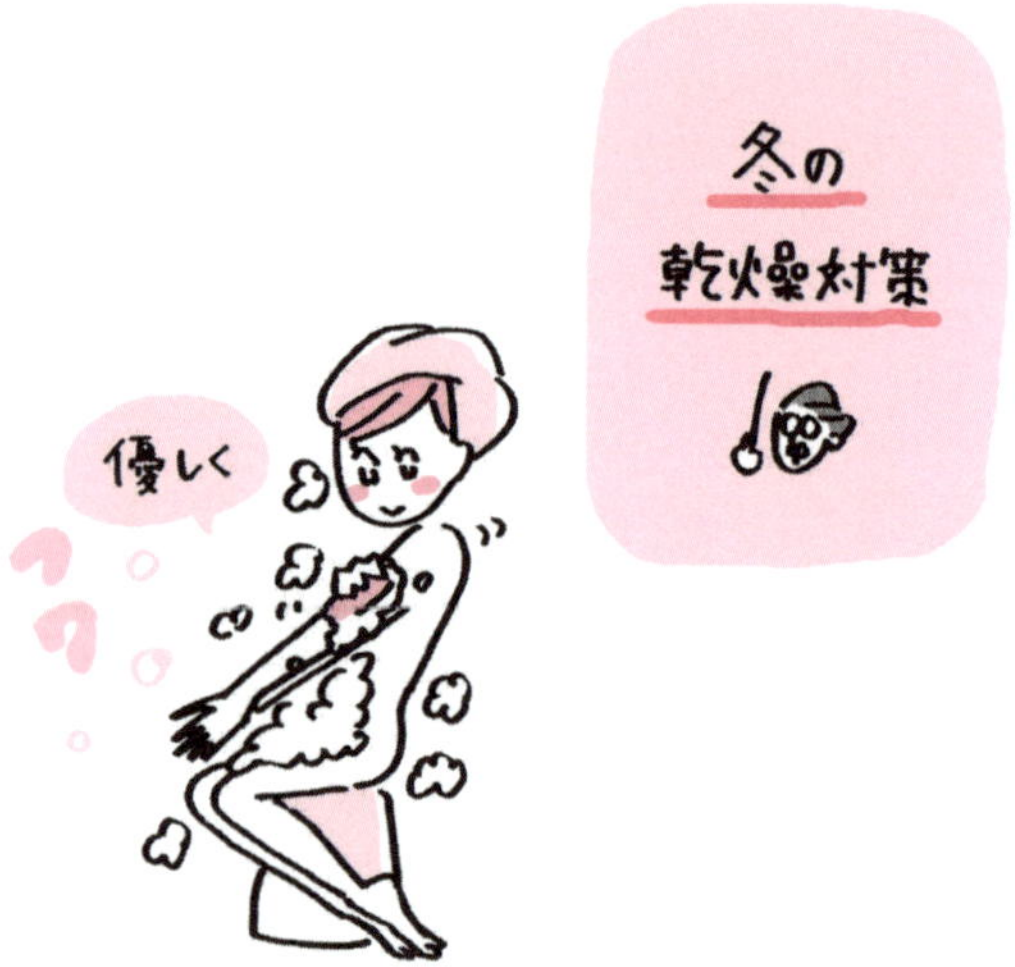

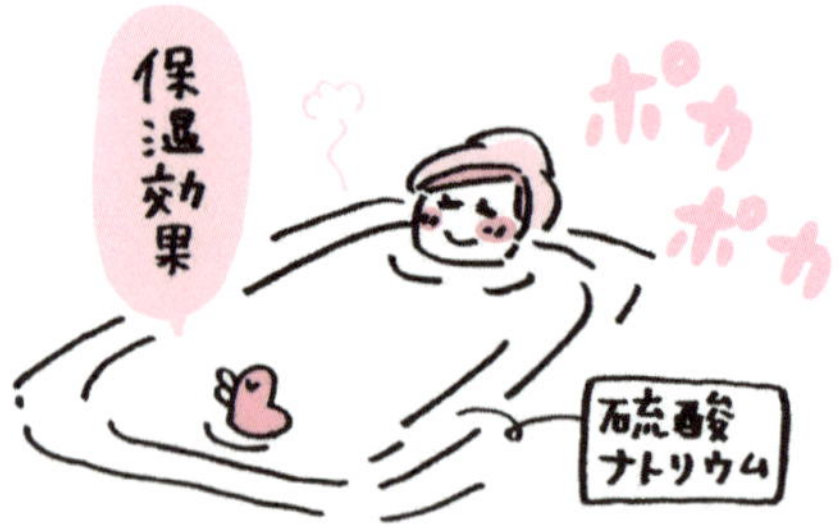

4　うるおい美人

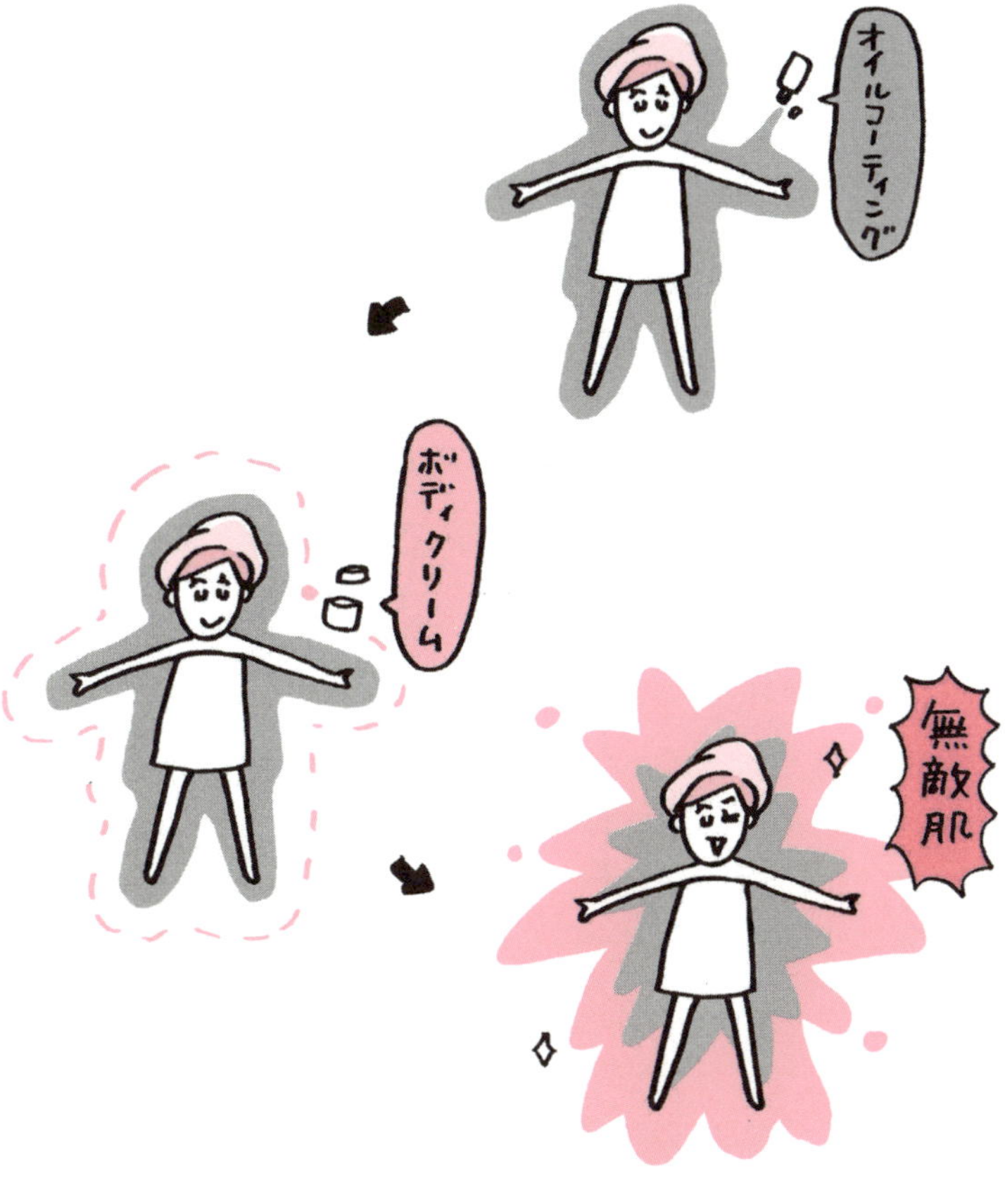

ちょっとした工夫とアイテムが、つやのあるお肌育成に役立ちます。
もちろん心にもうるおいを。

「うるおい美人」になる入浴法

適正温度
38〜42℃

全身浴

一　身体を洗うときは、ゴシゴシこすらずにやさしく

二　冬仕様の入浴剤を使おう
（皮膚をコーティングする無機塩類系入浴剤を）

三　入浴後の保湿は念入りに！

うるおい美人のお助けグッズ

加湿器
部屋の湿度を上げることは最大のうるおい肌対策

自分に合った保湿アイテム
肌のコンディションに応じて使いわけましょう

Point
入浴後はすぐに**クリームで保湿**を。
オイルマッサージを挟むとより効果的！

温泉で女子力UP!
「選ぼう泉質」④

少しも寒くないわ「硫酸塩泉」

今回ご紹介するのは、硫酸塩泉。女子力UPワンポイントでもふれましたが、浴用の適応症には、ズバリ「皮膚乾燥症」。硫酸ナトリウムが、皮膚のタンパク質と結合して膜を形成するので、保温効果が高いというのがその理由。今回のテーマにぴったりでしょう!?

ほかには、きりきず、末梢循環障害、冷え性、うつ状態も適応症。初回にご紹介した塩化物泉も浴用では同じ効果があるとされています。

飲用では、胆道系機能障害、高コレステロール血症、便秘が適応となっていますので、飲泉許可のある場所でお試しください。

冬に試してみるなら、雪景色も楽しめる蔦温泉(青森県)、山代温泉(石川県)なんていかがでしょう。ヒートショック(居室と浴室の温度差が血圧の急変動を引き起こす)に注意は必要ですが、寒いときには寒さを追求するのも楽しくありませんか? 「うるおい美人」を目指すには、湿度が高いことも好印象です。

(注…体調を崩してらっしゃる方、ご高齢の方にはおすすめできません)

蔦温泉は、源泉の真上にヒバで作られた味わいのある浴槽が圧巻。ヒバの底板からふつふつと湧き出る源泉「わき流し」の湯は、温泉ファンを魅了しています。味わいたいのは青森地鶏のシャムロック。ここを拠点に秋田(比内地鶏)、岩手(南部どり)、福島(伊達鶏)とまわれば「みちのく~地鶏旅~」でしょ?(…わかる人いるのかなあ)

少しも寒くないわ「硫酸塩泉」

山代温泉は開湯1300年。温泉街は、共同浴場「古総湯」、「総湯」を中心に、「湯の曲輪（ゆのがわ）」と呼ばれる街並みが風情豊かに形成されています。

朝6時にオープンする「古総湯」では、一番に入浴すると（男女各1名）、「壱番湯札」をもらえますので、ゲットしてみてはいかがでしょうか。もちろん僕もゲットしましたよん（自慢…笑）。

味わうのはもちろん「カニ」。ズワイガニの雌の「セコガニ」は、小さいけれど、内子、外子、カニ味噌が凝縮。お酒が進むこと請け合いです。

雪見酒としゃれこみたいところですが、お風呂の中ではダメヨ～ダメダメ。

5

免疫美人

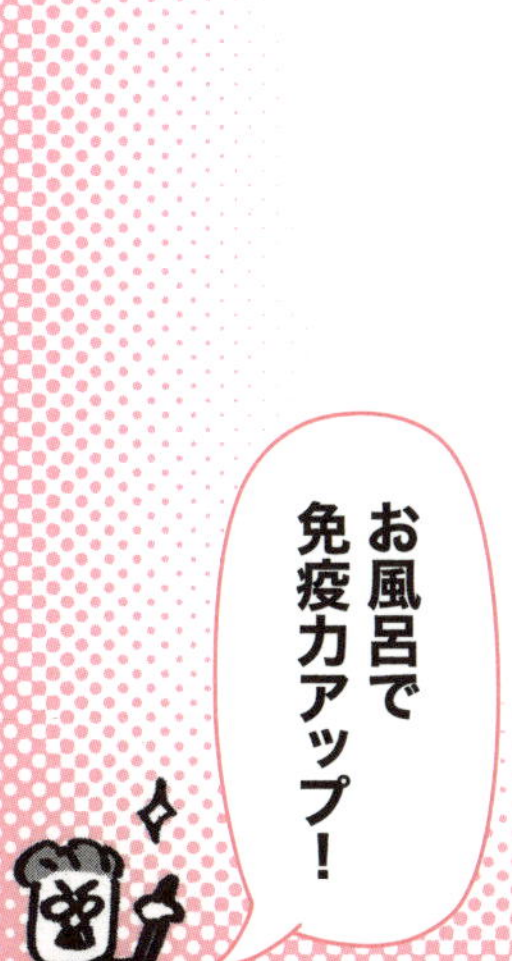

刺激のない人生なんて

みなさんはタイ料理とベトナム料理…、どちらがお好きでしょうか？
あるいは、スペイン料理とポルトガル料理…どちらが。さらには四川料理と広東料理……ってええかげんにせえ、自分。

僕自身はタイ料理、スペイン料理、四川料理のファンですが、共通するのは刺激が強いこと。

ニンニクや唐辛子、花山椒、パクチー…、想像するだけでわくわくしますよねえ。ひっくり返りそうになるほど辛いソムタム(パパイヤサラダ)、翌日ひんしゅくを買ってしまうことがわかっていても頼んでしまうソパ・デ・アホ（ニンニクスープ)、ほんとに火を噴いてしまいそうな火鍋…。そのわりに顔に大汗かいてしまうので、ちっともスマートではないのだけれど。

強い刺激は言葉を変えるとストレス（刺激自体はストレッサー）。ストレス…という概念を人類に持ち込んだのは、生理学者のハンス・セリエですが、ストレスは必ずしも悪者ではありません。

適度なストレスは、生体に良い影響をもたらすことが知られています。刺激をどう受け止めるか…は、百人百様。また一人ひとりのコンディションにも左右されますので、**場面場面に応じた程度の「刺激を楽しむ」**のが女子力UPに役立つと僕は考えています。

女子力UP
ワンポイント

「熱めでしっかり免疫向上」

体にやさしい入浴は、**体温に近い温度での入浴**です。38℃程度であれば、マイルドに体温を高めてくれますし、心臓病や高血圧などをお持ちの方には最適でしょう。ですが、「健康であること」を前提として、「熱湯《あつゆ》」がもたらす効用も解明されてきています。

詳しくは『ヒートショックプロテイン 加温健康法』（伊藤要子・著／法研）を参考にしてください。

「42℃に10分、41℃なら15分、40℃なら20分」を提唱されているのは、修文大学の伊藤要子教授。ポイントとなるのは**ヒートショックプロテイン（HSP）**。体への熱の負荷（熱ストレス）で細胞内にもたらされる「ストレス制御タンパク質」です。

HSPが増加すると、「傷ついたタンパク質が修復されて細胞を守る」、「ストレスを防御する」、「免疫力を増強する」といった効果が期待されます。

このHSPを増加させる入浴法（HSP入浴法）の2日後にはHSPが増加するそうですから、スポーツ女子は試合やレースの2日前に照準を合わせて入ると、パフォーマンスの向上につながるかもしれません。

また、低体温を改善する働きもあるのだとか。目安としては、汗がじわじわ出てきて、体温（舌下温）が38℃程度になるあたりと覚えてください。

ただし、**なにより無理は禁物**。ご自分の嗜好や体調に合わせることが肝心です。入浴後の保温、入浴前後の水分補給も心がけて「免疫美人」を目指しましょう。

5　免疫美人

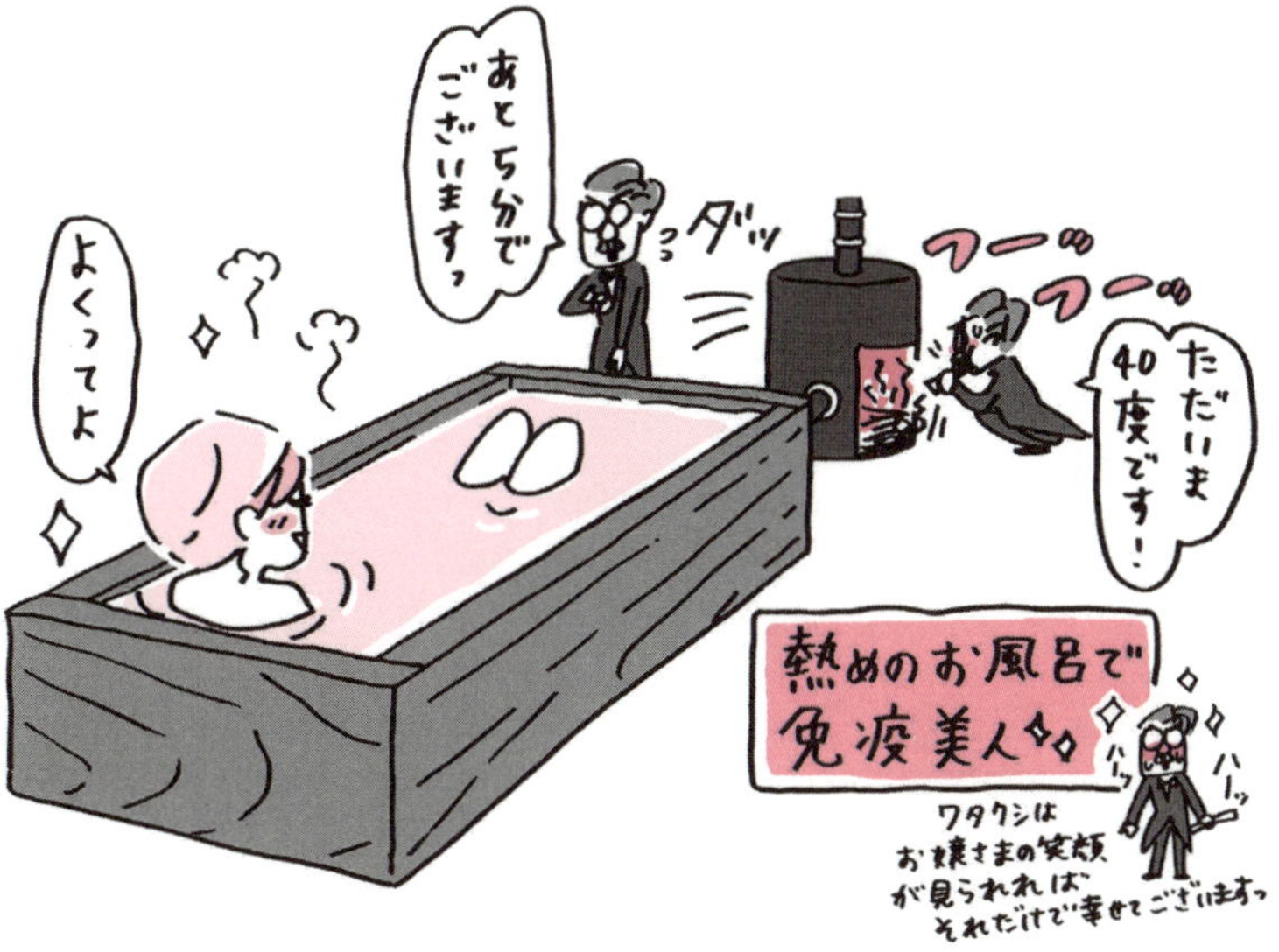

あと5分でございますっ
ダッ
よくってよ
フー
フー
ただいま40度です！
熱めのお風呂で免疫美人
ハーッ
ハーッ
ワタクシはお嬢さまの笑顔が見られればそれだけで幸せでございますっ

熱いお風呂は身体に負荷をかけることも事実です。
ですが、適度なストレスを与えることが身体を活性化する秘訣でもあります。

「免疫美人」になる入浴法

適正温度
40 ～ 42℃

全身浴

一
入浴温度と時間の目安
42℃なら10分、
41℃なら15分、
40℃なら20分

二
パフォーマンスを上げたい日の
2日前からこの入浴法を行おう

免疫美人のお助けグッズ

柑橘生薬系の入浴剤
入浴後の保温に効果があり！

Point

「熱めをしっかり！」で**免疫強化。**ただし刺激が強いので、体調と相談して無理は厳禁。

温泉で女子力UP!

「選ぼう泉質」❺

泣く子も黙るよ「酸性泉」

刺激が強い…とくれば、「酸性泉」を取り上げざるを得ません。なめてかかると強烈なパンチを食らう酸性泉と付き合うには、細心の注意が必要でしょう。成分の定義は、1kg中に1mg以上の水素イオンを含むこと。pHが2未満なら強酸性泉と呼ばれます（pH値が小さいほど強い酸性）。

酸性泉の特徴は、強力な殺菌作用。酸性度が強いと入浴で皮膚や粘膜にしみることもあります。レモンがpH2程度、胃酸がpH1.5程度と聞くとイメージが湧きますよね。気になる方は、入浴後、真水で成分を洗い流すとよいでしょう。

浴用での適応症は、アトピー性皮膚炎、尋常性乾癬、皮膚化膿症といった皮膚疾患など。皮膚や粘膜が敏感な人、ご高齢で皮膚乾燥症の方は禁忌となっています。

注…療養目的の利用では状態の程度に配慮が必要です。かかりつけ医や専門医にご相談ください。

酸性泉で僕の印象に残っているのは酸《す》ケ《か》湯《ゆ》温泉（青森県）、草津温泉（群馬県）。

酸ケ湯温泉（pH1.9程度）で圧巻なのは「ヒバ千人風呂」。総ヒバ造りの浴室は体育館サイズの男女混浴で、脱衣室に近い右半分が「女子用」、左半分が「男子用」になっています。試していただきたいのは源泉そのままの「熱湯」で、肌にしみるような感覚を楽しむこと。間違って鼻や喉に入ってしまうと焼けるような刺激を受けますのでご注意を。もちろん、お湯に目をつけて眺めてみよう…、なんてことは

温泉で女子力UP!

「選ぼう泉質」❺

泣く子も黙るよ「酸性泉」

いかに刺激好きでもやめておきましょう。

草津温泉（pH2.0程度）は、誰もが認める日本を代表する温泉地。自然湧出量は日本一の3万2300ℓ/分で、温泉街の中心に位置する湯畑からは、1年中膨大な湯煙が舞い上がっています。刺激の強さでなら、「千代の湯」で行われている伝統的な入浴法「時間湯体験」に勝るものはありません。

①湯もみ…草津節に合わせて、六尺程度の長板で湯をかき混ぜる
②湯かぶり…手桶で30～40杯頭にかぶる
③3分間の入浴…湯長の号令で45～47℃の温泉にみんなで一斉に入る
④蒸しタオル…上がったあと、蒸しタオルをかけてもらい休憩（繁忙期はなし）

しびれます。

体験の際は、ご自分の体調に十分配慮すること、湯長の号令やみんなの輪を乱さないこと…を、必ず心がけてください。

草津節にもあるように
「お医者様でも草津の湯でも　惚れた病（恋の病）はこ～りゃ～治りゃせぬよ」
とのことなので、あしからずご了承を。

6

快眠美人

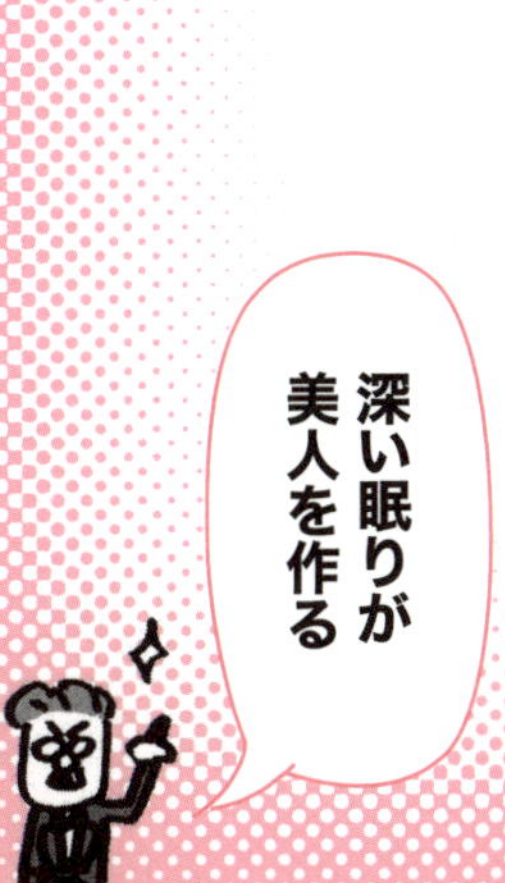

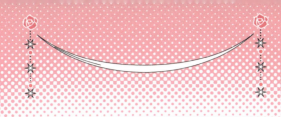

睡眠次第で女子力は激変

さわやかな朝を迎えるには、**質の良い睡眠を取ることが大切。**

睡眠は「**身体の再生を図る役割**」を担っていますから、お肌の調子含めて女子力を維持するには非常に重要です。

年中惰眠をむさぼっている僕ではありますが、春眠暁を覚えずなんて言葉がありますが、春はやっぱり眠くなりますよねえ。

だけど、かの清少納言いわく、

「春はあけぼの、やうやう白くなりゆく山際…」

空気の澄んだ朝のすがすがしさほど気持ちのいいものはないのもたしか。

彼女もまた温泉ファンであったことは、『枕草子』に「湯は七栗の湯、有馬の湯、玉造の湯」からも明らかで、女子力も相当だったのかもしれません。

ちなみに七栗の湯は榊原温泉（三重県）。古来、酸性泉の草津（↓P58）でもお手上げだった「**恋の病に効く**」とされてきました。

榊原温泉でユニークな体験ができるのは湯元榊原舘。館内に「酸化還元電位計測装置」が設置されています。源泉がアンチエイジングと関連する抗酸化作用が強く、チェックイン時とチェックアウト時にご自分の状態をチェックできますから、お試しあれ。

同館は、温泉医学の第一人者前田眞治《まさはる》先生のご実家でもあります。

女子力UP ワンポイント

「ぬるめでぐっすり。朝日を浴びる」

さて、話を睡眠に戻しましょう。

睡眠の周期は約90分で繰り返しますが、大切なのは眠りについた最初のサイクル。ここで深い眠りにつけるかどうかがポイントになっています。

お風呂に関していえば、

「就寝1～2時間前にぬるめのお湯に浸かること」。

注：自律神経は、体を興奮モードに導く「交感神経」とリラックスモードに導く「副交感神経」のバランスが、意識することなく取られています。

われわれの研究でも、シャワーより湯船に浸かったほうが、最初のサイクルで深い眠りの指標となる脳波の徐波成分が増えることがわかっています。ぬるめがおすすめなのは、自律神経のバランスをリラックスモードに導く副交感神経を優位にするためです。

もうひとつのポイントは、

「朝起きたら朝日（光）を浴びること」。

地球の一日は24時間ですが、わたしたち人間の体内時計周期は約24時間10分といわれています。

体内時計を制御するのが、**「時計遺伝子」**。その中枢を担うのが「親時計遺伝子」で、脳の視床下部に位置しています。

朝、目から光の信号が「親時計遺伝子」に届くと、全身の細胞にある「子時計遺伝子」に情報が伝達されます。そこで、体内時計のリズムのずれがリセットされる仕組みです。

「睡眠で身体の再生を図り、朝の光で身体のリズムをリセットする」

そんな積み重ねが、あなたの女子力をぐっと高めてくれるはずです。

6　快眠美人

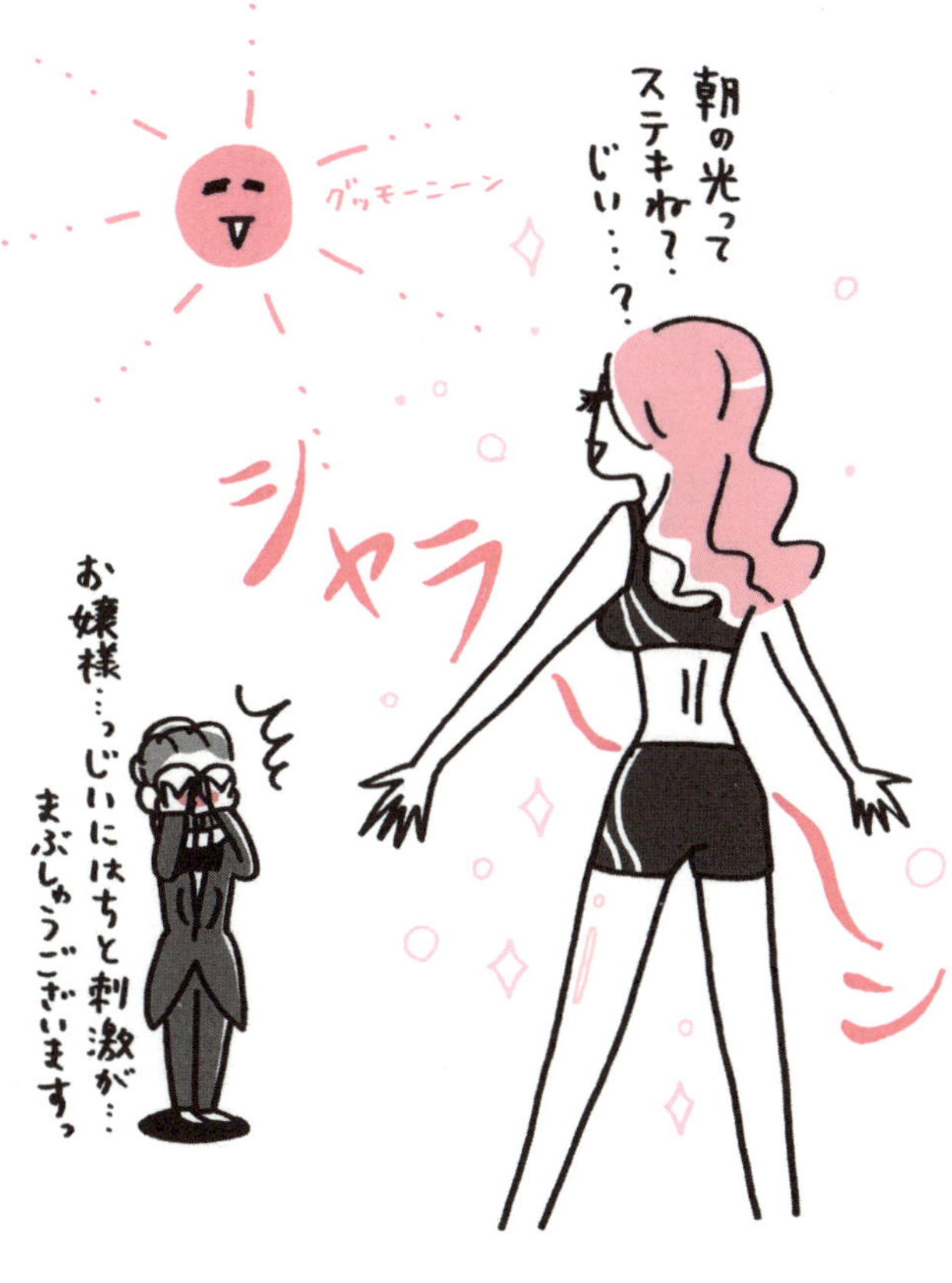

グッモーニーン
朝の光ってステキね?
じい…?
お嬢様…っ
じいにはちと刺激が…
まぶしゅうございますっ

人生の 20 ～ 30%を占め、頭と身体を休める役割を担うのが睡眠です。良質な睡眠を得るスキルを身につけることは女子力維持に大いに役立ちます。

「快眠美人」になる入浴法

適正温度
38 〜 40℃

全身浴

一　就寝の1〜2時間前にぬるめのお風呂に入る

二　うたた寝するなら、ベッドにGO！
（最初の90分間の睡眠が重要）

三　就寝時は部屋を真っ暗に

四　朝起きたら、朝日を浴びよう

快眠美人のお助けグッズ

タイマー付きベッドライト
読みながら寝ちゃっても光を落とす

ビタミンB_{12}豊富な食品（レバー、貝類、さんま、チーズ）、**トリプトファン豊富な食品**（牛乳、豆乳、くるみ）
体内リズムの調整、良質な睡眠を支援

Point

快眠の決め手は
「就寝1〜2時間前のぬるめのお風呂」。
朝日で時計遺伝子を刺激して体内リズムを整えましょう。

温泉で女子力UP!

「選ぼう泉質」6

鉄は熱いうちに？「含鉄泉」

含鉄泉はその名のとおり湯に「鉄」を含む温泉（成分の定義は1kg中に20㎎以上含むこと）で、特徴のひとつに、「非常に老化しやすい」というのがあります。

と書くと女子の敵のように聞こえますが、入ると老化するわけではありません（汗）。

含鉄泉に限らず、湧出後、温泉から溶けている成分が抜けていくのを「温泉の老化」とよんでいて、空気に触れると酸化する「鉄」は老化のスピードが速いというわけ。

ただし、老化とともに黄色や茶褐色、赤く色づくので、目で見て楽しむこともできます。

浴用の適応症は、含鉄泉固有のものはありません（全泉質に共通する一般的適応症は該当）ので、あまりナーバスにならなくてもよいでしょう。飲泉許可がある場合は、鉄欠乏性貧血が適応症になりますので、酸化の進んでいない新鮮なものを飲むのが基本ですが、独特の渋味がありますよ。

代表的な温泉として、不老ふ死温泉（青森県）、血の池地獄（大分県）を挙げてみました。

不老ふ死温泉は黄土色がかっていて、含

温泉で女子力UP!
「選ぼう泉質」❻

鉄は熱いうちに?「含鉄泉」

鉄―ナトリウム―マグネシウム―塩化物強塩泉。塩化物泉なのであたたまりの持続も期待できますし、…入るだけで健康長寿になりそうな名前ですね。こちらを訪れるなら、なんといっても海と一体化する露天風呂ははずすことができません。日本海に沈む夕日をぜひ。

…あれ? さっきまで朝日の話だったような…。

血の池地獄温泉は、酸化鉄や酸化マグネシウムを含んだ真っ赤な熱泥を噴出していて、「赤い熱泥の池」と呼ばれています。こちらにはお風呂場はありませんが、血の池足湯を楽しむことができます。…足湯で地獄に落ちることはないと思われます。

血の池地獄温泉は、実は僕の記憶にある最初に出会った温泉です。真っ赤な大きな池にもうもうと煙が立ち込めていて、よほどインパクトがあったのでしょう。あるいは、悪いことすると地獄に落とされると脅されたのかもしれませんが。

7

体形美人

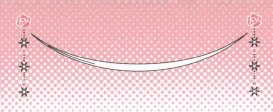

重力に逆らってこそ女子

体形美人…と書いて、ピタリと筆が止まりました。

そもそも体形が美しいってなんなのか。女子にしろ男子にしろ、加齢に応じて美しさは変化していくはずだし、そこに答えはないでしょう。

特に薄着になり、肌の露出が増える夏は、ボディライン強化期間のノリで体磨きに取り組むのはいかがでしょう？

私たちの暮らす地球には重力が働いています。（男子も女子も）加齢や筋肉の衰えとともにバストやヒップは重力にぐぐぐと引っ張られていくことは避けることができないのかもしれませんが、なにも手をこまねいて重力の言いなりになってしまう必要はないのではないでしょうか。

最も簡単な解決策は逆立ちしてみること…ってそれじゃ詭弁ですよね（汗）。テクノロジーの発展で、アンダーウェアは格段の進化を遂げていますが、運動で体形を維持するのが基本でしょうか。

ここでは、「体形美人」を維持するために、**お風呂やプールでできるバストアップ、ヒップアップ術**をご紹介しましょう。

女子力UP
ワンポイント

「水の抵抗性・粘性を活用せよ」

お風呂やプールに浸かると、ふわふわ浮かぶような感覚は、みなさんも経験なさっていると思います。

肩までしっかり浸かると水の中では「**浮力**」が働き、**体重は10分の1くらいに軽減**されます。陸上で体を支えてくれている筋肉や関節が重力から解放されますから、足腰を休ませるには絶好の機会ですし、**リラックス効果**も得られます。

お風呂やプールを使っての運動は、足腰に負担をかけることなく誰もが取り組みやすいのが大きなメリットです。

一方で、もうひとつの水の特性に「**抵抗性・粘性**」があります。

水の中では、すばやく体を動かそうとしても、陸上のようには動かせませんよね。空気と水の密度の違いは**約800倍、抵抗は28倍程度**ありますから、その分同じ動作をするにしても、大きな力が必要になります。

しかも、力を発揮した分だけ全方向から負荷を受けることになりますから、あらゆる動作が体形維持につながります。

「水中での運動は、**すばやく大きく動かす**のがポイントです」と話してくれたのは新潟大学教育学部の村山敏夫准教授。スポーツ科学が専門の彼は、初心者からアスリートまで水中での動作を指導しています。

「**お尻に効く**のは、

①クロールで行うバタ足の動き

②自転車漕ぎの動き

③足の振り上げ・振り下ろしなど

胸に効くのは、

④両腕を大きく開いてから体の前で拍手
⑤水をきちんと手のひらで捕まえて前から後ろに漕ぐ動作（パドル）など
が挙げられます。プールでウォーキングの際には、やや前傾姿勢で歩くのがポイント。水の抵抗で、腰が反れてしまうことによる故障を防止してくれます」

僕も早速試してみました。

自宅のお風呂では窮屈でもありますが、バタ足や自転車こぎは浴槽のふちに捕まりながら、拍手とパドルは片手ずつの振り子運動にアレンジするとスムーズにできますので、少しずつでもお試しあれ。

しっかり取り組む場合には、熱い湯での運動は禁物。**湯船の温度を38℃以下**に抑えておくのもポイントです。

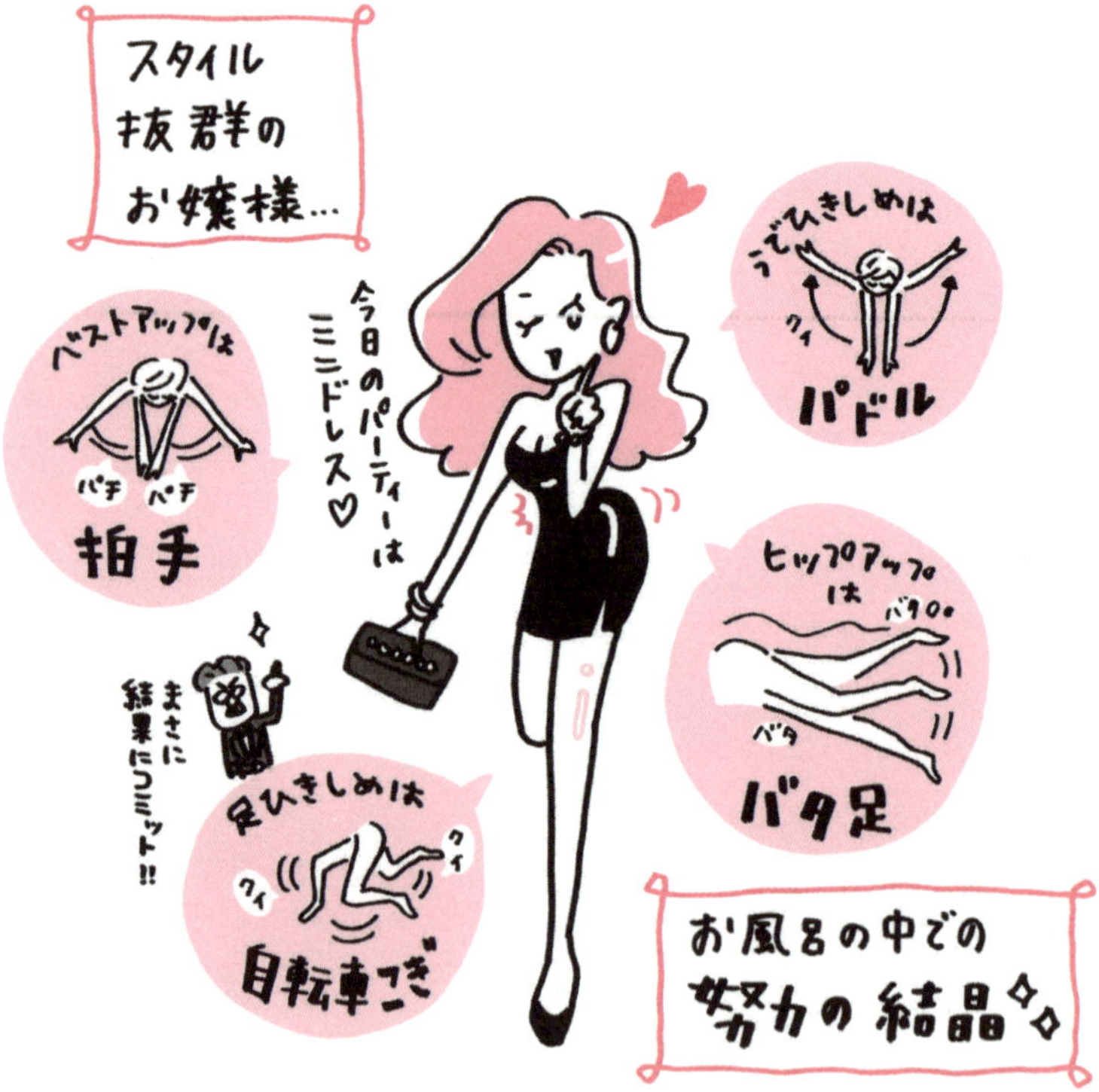
スタイル
抜群の
お嬢様…
今日のパーティーはミニドレス♡
バストアップは
パチ パチ
拍手
うでひきしめは
クイ
パドル
ヒップアップは
バタ
バタ
バタ足
まさに結果にコミット!!
足ひきしめは
クイ
クイ
自転車こぎ
お風呂の中での
努力の結晶

もちろん陸上のエクササイズでもOK。水の抵抗性・粘性を活用すれば、効率的なシェイプアップもできますよ。

「体形美人」になる入浴法

適正温度
38 〜 42
℃
※しっかり取り組むときは38℃以下に

全身浴

ターゲットとなる場所に意識を向けることが重要。時には最大限の力を発揮して、1セット20回を目安にチャレンジ！

ヒップアップに効果

湯船でバタ足

つま先を伸ばし上下させる。

自転車漕ぎ

前漕ぎ、後ろ漕ぎ。

足の振り上げ・振り下ろし

伸ばした足を上下させる。

バストアップに効果

拍手

両腕を開いて拍手する。

パドル

両腕を開いて、水を手のひらで受け止めて前から後ろに漕ぐ。

体形美人のお助け情報

スピードと受ける抵抗（たとえば手の向き）で負荷を調整

熱い湯で運動するとゆだってしまうので要注意

Point

「発揮した分だけの力を返してくれる」

水の抵抗性・粘性は体型美人の強い味方！

こだわり温泉の楽しみ方 1

ユニークな入浴法編

「ユニークな入浴法編」として蒸し湯と砂蒸しをご紹介します。

蒸し湯の代表格は、別府・鉄輪《かんなわ》温泉（大分県）にある鉄輪むし湯。
鎌倉時代の1276年に一遍上人によって建立されたこちらは、温泉で熱せられた石室に敷き詰められた石菖《せきしょう》という薬草の上に横になり蒸されるというもの。たとえるなら岩盤浴の蒸気サウナでしょうか？
男女別に浴衣を着て入りますが、中は熱く発汗は強いです。室温は75℃程度で、10分ほど蒸されると石菖のさわやかな香りが余韻をもたらし、とっても爽快。蒸し湯後は体を流してからさっぱりとお湯に浸かることができます。浴後は徒歩圏内の地獄蒸し（温泉蒸気で蒸した）料理がおすすめ。

砂蒸しを代表するのは、指宿《いぶすき》温泉（鹿児島県）。
元禄時代の1703年から続くこちらは、温泉蒸気煙る海岸線が舞台。

まずは浴衣を着てごろりと砂の上に。砂かけばばあ…、ならぬ砂かけお兄さんの軽妙な語り口を楽しみながら、数分で身体の上にはあたたかな砂がたっぷりかけられ…、
まぢですごいです。

僕的体感は42℃くらいなのだけど（浴衣を通した背中は50℃くらいだとか）、砂の圧…は水のそれとは大きく異なり、つま先からふくらはぎにかけて感じることができる拍動が半端ありません。

あらまあ。私って生きてるじゃん。
自分の心臓がいとおしくなる…、そんな体験をしたい方はぜひ。

8
バランス美人

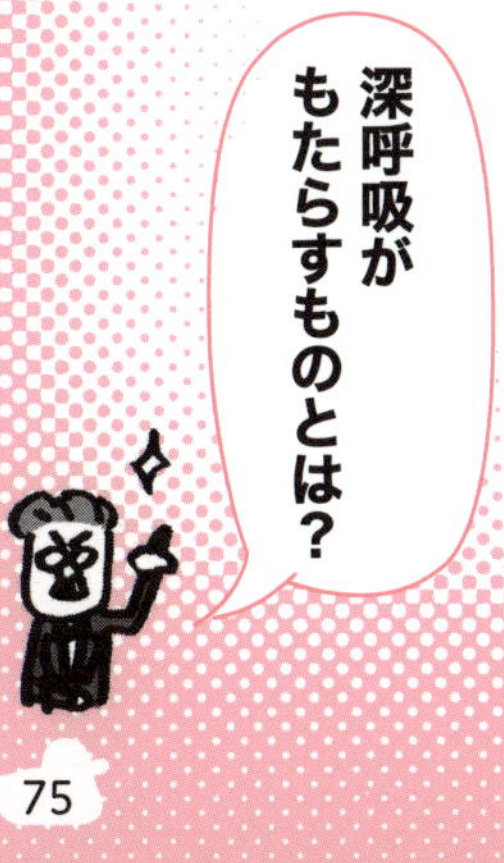

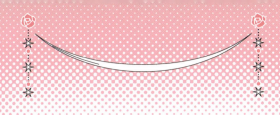

「吸って吐くこと」が生きること

「呼吸」は、なにげなくしていますが、まんま生きることです。「おぎゃあ」の瞬間から「息を引き取る」まで、われわれとは切っても切れないのが呼吸ですよね。

息を吸うとき（吸気）は収縮期血圧（高いほう）が下がり心拍数が増加。息を吐くときは収縮期血圧が上がって心拍数がゆっくりに。

呼吸を整えることは自律神経のバランスをよくすることが知られていて、健康法もたくさん提案・実践されています。

太極拳、ヨガ、エクササイズ…、どれが最も優れているかはわかりませんが、きっとどれもよいのではないでしょうか。

呼吸を意識することは、生きることを意識すること…、のような気がしています。

話はぶっ飛びますが、**呼吸を意識することができる空間。**
それがお風呂なんですねえ（笑）。

女子力UP ワンポイント

「酸素に感謝してみよう」

お風呂に入ったときに出る声って、みなさんはなにが多いと思います？
僕は温泉や銭湯に行くたびに耳を澄ますようにしています。
過去20年の温泉・お風呂探訪経験で聞こえてきたトップ3は。

3位↓　きもちいいいいいいい…
（「き」・に点々がつくことも）
まあ。そっかと。
2位↓　ごくらくごくらく
べたな感じもしますが、小さいお子さんも多かったりするんですよ。
少々意外ですが、大人の真似するんでしょうね。

そしてダントツの首位は…

1位↓「ふうあああああぁぁ」

……いや、男子風呂限定なんですけど女子もやりますよね。いや、やるにチガイナイ。

理由は簡単、静水圧です。

全身浴でぐぐぐと水圧がかかると、横隔膜が押し上げられて肺を圧迫。たまらず空気が押し出されるので、出てくるのが、

「ふうあああああぁぁ」

さて。そんなわけでお風呂の中では肺に負担がかかってますから、いつもより呼吸を意識しやすくなるってことで。

息を吸いきってみたり、吐ききってみたり…。

ゆったり大きく呼吸をすると、**腹式呼吸や胸式呼吸の感覚が研ぎ澄まされていく**というのが僕の自説です。

酸素は人間にとってガソリンみたいなものですから、お風呂の中でちょっと呼

吸を意識してみると、女子力UPにつながるような気がしています。

コツは吐くほうに意識を向けること。

深呼吸を繰り返すと、心拍数も徐々に減少し、リラックスできること請け合いです。

水中呼気法を提唱なさっているのは、埼玉医科大学リハビリテーション医学の倉林均教授。

「38℃程度のぬるめのお湯に首まで浸かります。

深く息を吸い込んだあと、口と鼻を水面から2〜3㎝もぐらせます。それからゆっくりと口から息を水中に吐き出して、口を水面から出しましょう。

このサイクルを繰り返すことで、**呼吸機能が高まることが実証**されています。

本来は運動浴槽で行いますが、家庭のお風呂でも同様の効果が得られますよ」

みなさんもぜひ、プールやご自宅で試してみてはいかがでしょうか。

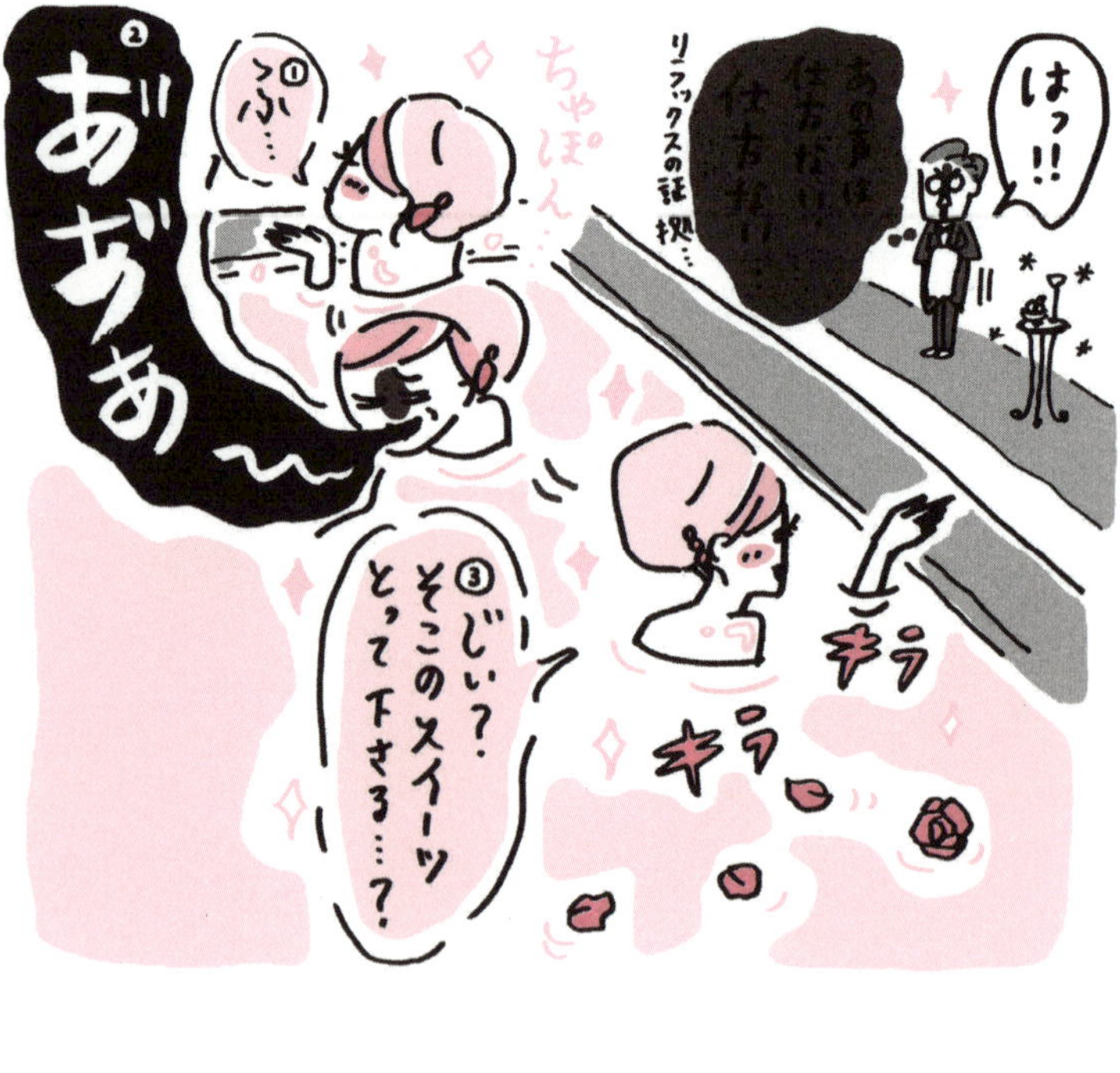
①ふ…
②あ゛あ゛あ〜
ちゃぽん…
③じぃ?
そこのスイーツとって下さる…?
キラ キラ
はっ!!
あの声は仕方ない、仕方ない…
リラックスの証拠…

呼吸を意識して、自律神経のバランスを整えよう。

「バランス美人」になる入浴法

適正温度
36～40℃

全身浴

一 38℃程度のぬるめのお湯に首まで浸かる

二 深く息を吸い込んだあと、口と鼻を水面から2～3cmもぐらせる

三 ゆっくりと口から息を水中に吐き出す

四 口を水面から出す

バランス美人のお助け情報

呼吸は吐くほうに意識すると、自律神経のバランスを整えます。水中呼気法は、なるべく新しいお湯を使いましょう。

Point

静水圧がかかる全身浴は、呼吸を意識できる空間。**吐くほうに意識**してバランスを。

こだわり温泉の楽しみ方 2

吸って感じる編

バランス美人では呼吸の話だったので、吸ってみて心地よい温泉を、独断と偏見でご紹介しましょう。

ひとつは海。もうひとつは森。

海は……、ありすぎますね（笑）。日本って海に囲まれてるし。

印象に強く残っているのは水無海浜温泉（北海道）。函館から車で30分くらいにあるこちら。普段は海そのものなんですが、干潮時だけ温泉が姿を現すんです。完全混浴なので勇気はいりますが、海底から湧く温泉がとても気持ちいい。潮の引きに取り残された蛸やカニもいますから、ゆだる前にやさしく逃がしてあげましょう。海水に含まれるイオンをこれでもかと満喫できます。

森のお気に入りは垂玉温泉《たるたま》（熊本県）。阿蘇山系の一軒宿、山口旅館の滝の湯です。宿泊者しか入れませんが、滝から流れ落ちるマイナスイオンを堪能しながらゆったり温泉を楽しめます。こちらも混浴ですが、専用の浴衣が用意されているので安心。新緑・紅葉のシーズンが特におすすめ。
（2017年2月現在、熊本地震の影響により休業中です）

ええと。彼氏との旅行では気をつけてくださいね。
思わず「ふあああああおおおお」が出ちゃうから。

いや、「ふあああああおおおお」がダメな男なら、
捨てちゃえばいいですね（笑）。

9

脱力美人

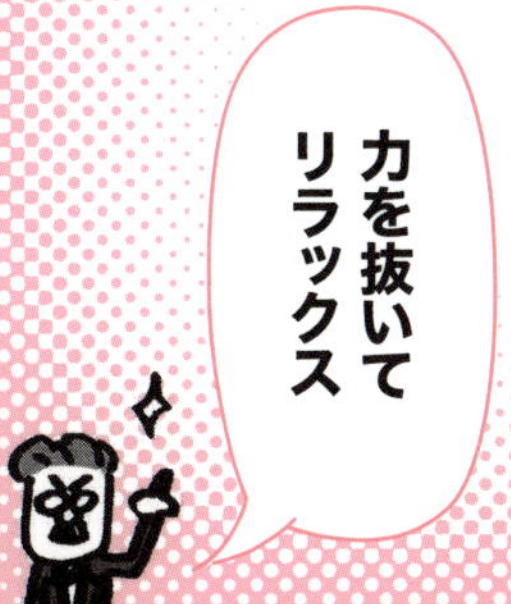

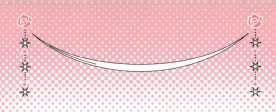

「女子力の高い女子ってどんな？」

「女子力の高い女子って」と考えてみて。ふむむむむ。

妄想中。妄想中。

仕事はできる、さっそうと歩く、オシャレも完璧。気配り満点、ナチュラルメイクにいつも自然体、段取りきちんと、料理はプロ級、話術も巧み…。きっと頑張ってる女子なんだろうなあと思ってみたり。

なんて書くと
「わかったようなこと言ってんじゃねえよ」
と袋叩きにあって秒殺されてしまいそうな…。
ええと。気を取り直して。

女子力が高い…は、天賦の才なケースもあるかもしれませんが、多くの場合努力との相関関係が強い気がしています。

つまりテンション高めモードの交感神経がオン（強め）、ゆるゆるモードの副交感神経がオフ（弱め）な女子が多いんじゃないかなあ……なんて。

とにかく。ピンと張り詰めた高いテンションを維持するとすれば、エネルギーを消費し、ストレスがかからざるを得ないでしょう。

週に一度は、仕事も家事もダイエットも、**力を抜いてゆったりしてみる**ことも、女子力UPにつながるのではないでしょうか。

そんなときに「お風呂」で使っていただきたいのが、**水中でもたらされる浮力**だったりします。

女子力UP
ワンポイント

「富裕？　いや浮遊こそ贅沢な脱力」

お風呂の効果で、「温熱作用」「静水圧」「粘性・抵抗性」にふれてきましたが、ファンタスティックフォーのオオトリが**「浮力」**です。重力から解放される、ふわふわとした感覚は、シャワーでは得ることができません。

もちろんご家庭の浴槽では難しいかもしれませんが、湯船のふちを枕がわりにお尻を浮かせて**「脱力」**してみましょう。ゆらゆらすると、緊張が解けてゆくような感覚を得ることができますよ。

銭湯や温泉（貸し切り以外）なら、まわりに人が少ないときに試してみるといいでしょう。

リラクゼーションプールがある施設が近くにあればいいのですが、ほんとうは、「海」がおすすめではあります。入場料はないし、なにより地球と一体化したような感覚がたまりません（お風呂の本ですがちょっと脱線しますね）。

特に海水浴シーズンを終えた9月の海はおすすめです。

水温は年間で最も高く、混んでいないので、とてもリラックスできます。お盆

⑨ 脱力美人

を過ぎるとクラゲ？

大したことはありません。台風が増えるので波に注意…な感じでしょうか。

とにかく。潮騒を聞きながら、波の揺らぎに任せてふわふわ浮かんで「脱力してみる」……のはとても心地よい体験です。

ま。時折大きめの波が来て、人間洗濯機よろしくぐるぐる巻かれるのもアクセントにいいかなあ。

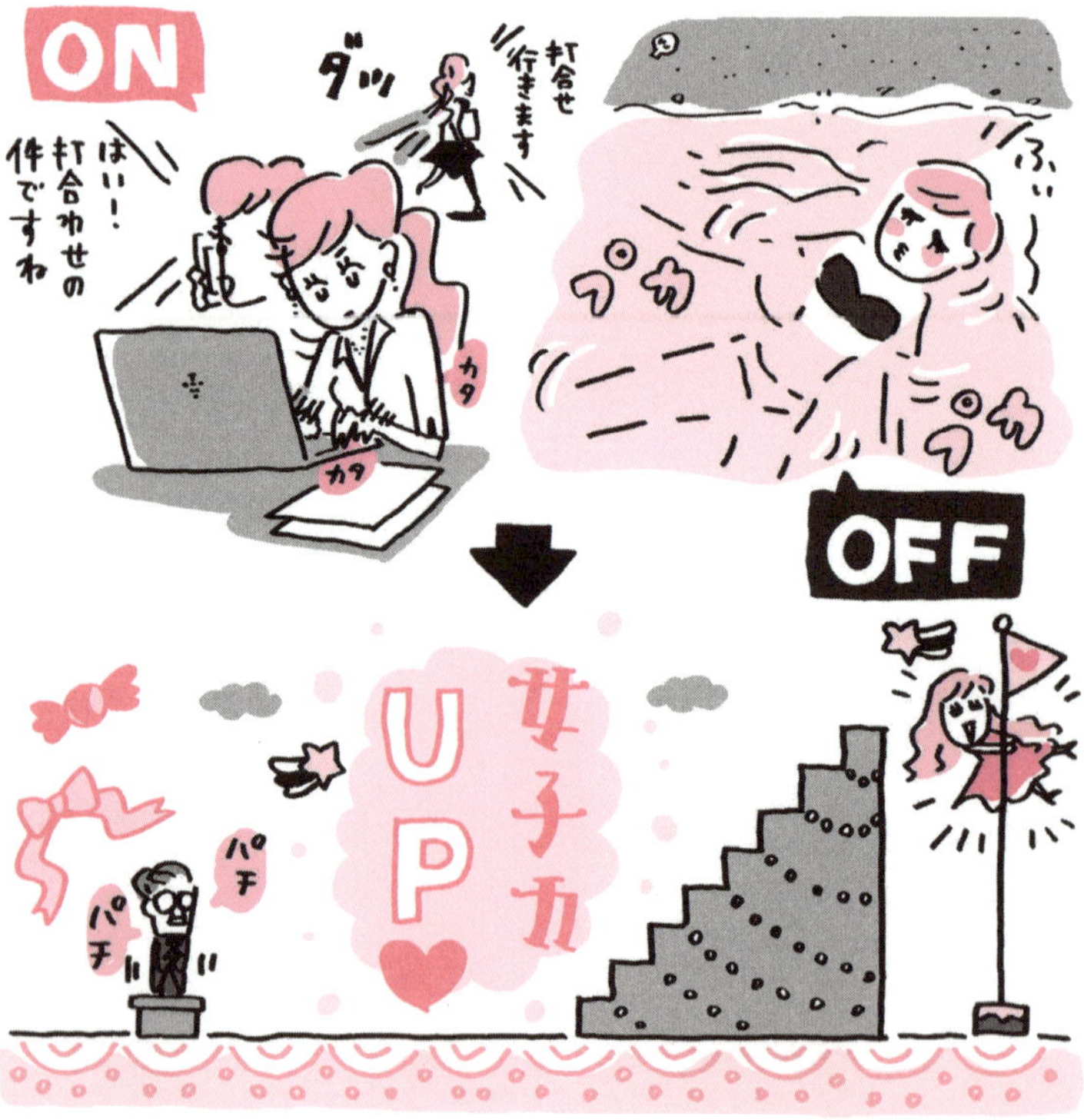

浮力を活かしてスイッチオフ。重力から解放されて心身ともに癒されましょう。

「脱力美人」になる入浴法

適正温度
38～40℃

全身浴

一 頭を浴槽のふちに引っ掛ける

二 お尻を浮かせてゆらゆら脱力

三 温浴施設の大きな浴槽で開放感を

四 温泉地を訪れてのんびりしよう

脱力美人のお助けグッズ

アロマキャンドル
炎の揺らぎとアロマでリラックス

好みのエッセンシャルオイル
ラベンダーやカモマイルなどには鎮静作用あり

Point

お湯の**浮力を利用して全身リラックス。**
人のいない銭湯や温泉でもやってみよう。

こだわり温泉の楽しみ方 3

アジア・アンチエイジング温泉編

日本はダントツで世界一の温泉大国ですが、海外にもユニークな温泉地が数多く存在しています。中でも女子力 UP につながりそうな 2 軒をご紹介しましょう。

ひとつは中国の重慶にある融匯温泉（ゆうじんおんせん）、もうひとつはタイのクラビ近郊にあるクロントム温泉です。いずれも日本の温泉文化を尊重しつつも、独自の伝統文化との融合で、新たな方向性を目指しています。

融匯温泉で提供されているのは 2 泊 3 日～ 2 週間程度の養生プログラムです。中国伝統医学に基づく食事、太極拳の動きを取り入れた歩行法、呼吸法を取り入れた瞑想に水中運動を組み合わせた入浴。温泉に目的別の漢方薬をブレンドした露天浴槽が 50 以上あるのも印象的です。日常を遮断して、自分の心身の感覚を研ぎ澄ますのにうってつけです。デトックスを目的に毎年訪れるリピーターも多いのだとか。

クロントム温泉のワリー・ラク（http://www.wareerak.co.th/）は、スパ大国タイならではの癒やし系。タイ式マッサージ、温泉入浴、スクラブとヘルシータイ料理がセットになって、とろけさせてくれます。屋外の斜面に棚田上に設けられた浴槽群は、20 ～ 42℃の温度差から好みのものをはしごできます。入浴中には生ココナッツのサービス、希望者には浅い露天浴槽で行われるタイ式ヨガのレッスンも。徒歩圏内にはジャングルの渓流が温泉になっている天然露天温泉もあり、ワイルド派にはこちらもおすすめです。家族でリゾート経営するプリーチャさんはタイ温泉クラブの会長でもあります。

近い将来、ビーチリゾートや山岳リゾートに加えて、ご当地ならではの「温泉リゾート」も海外旅行の目的のひとつになることを期待しています。

10

腸内美人

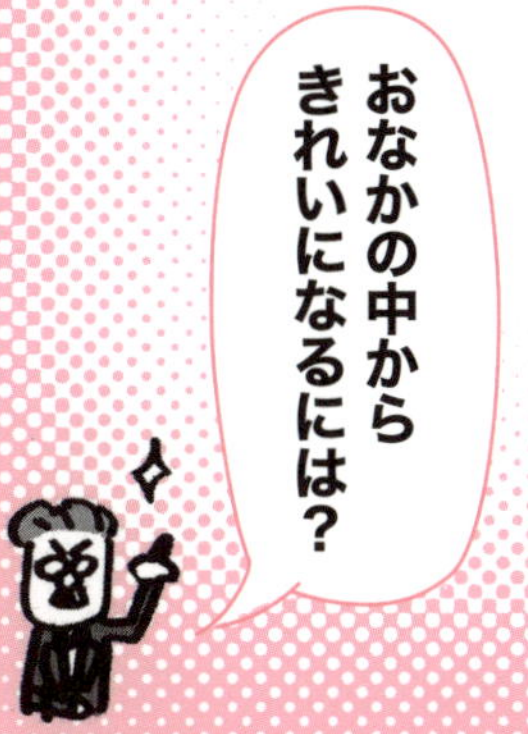

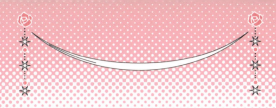

女子力に直結！　腸内環境バランス

「脳を持たない動物は存在するが、腸を持たない動物はほとんど存在しない」

と教えてくださったのは、慶應義塾大学先端生命科学研究所（山形県鶴岡市）の福田真嗣特任准教授。

なるほど。生きることは食べること。

とかく秋に刺激される食欲というプリミティブな欲求は、「生きることの根源なんだなあ」と実感しました。

「私たちの腸内には重さにして1・0〜1・5kg、少なくとも160種類以上でおよそ100兆個前後の腸内細菌が生息しています」

と、うかがいさらにビックリ。

腸には免疫細胞全体の60〜70％が集中していて、全身の恒常性維持に重要な役割を担っているとのこと。

腸内環境を良好に保つことが健康維持に貢献すること、

さらには肥満と腸内細菌の関連も報告されているってことは…？

ずばり、

「腸内環境バランスは女子力に直結！」

納得でしょう？
腸内細菌は、加齢に伴いビフィズス菌などの「善玉菌」の比率が少なくなり、ウェルシュ菌などの「悪玉菌」が増えてくるそうです。
バランス改善のカギとなるのは食生活だとわかってきています。
腸内環境のバランスを若々しく保つには、摂取する食品の種類を多くし、食物繊維や発酵食品を積極的に取ることが効果的とされています。

女子力UP ワンポイント

「食後の前後はパスが基本」

さて、お風呂の話に進みましょう。

今回のポイントは、おなかにやさしい入浴法。

それは、

「食事の前後30分は入浴しないこと」。

入浴の温熱効果は血流を促進し、末梢に血液を送り込みます。食事の前後にお風呂に入ると胃や腸に血液が十分に集まっていない状態になってしまいます。つまり、**効率的な消化吸収が妨げられる**わけです。

腸内細菌はヒトが摂取した栄養の一部を利用して生活していますから、消化吸収が妨げられると腸内での彼らの生活環境も変化してしまいます。

そうなると腸内細菌がきちんと機能せず、身体にとって良くない状況になる…という負のスパイラルに陥ってしまうことも考えられます。

なにより、いただく食材はもともと生命。

「ありがとう」ってきちんと消化して感謝するのがカッコイイって思うんです。

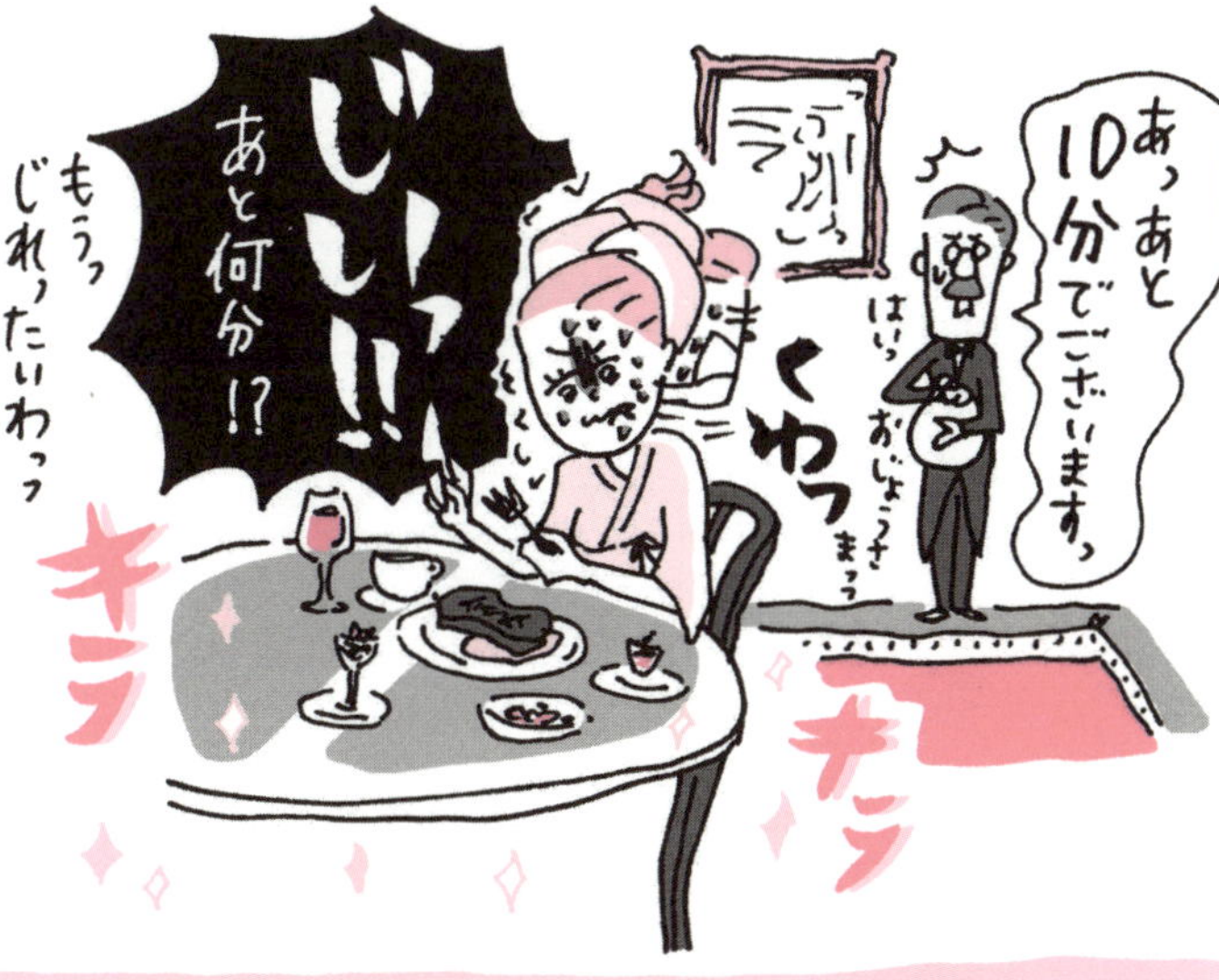
あっあと10分でございますっ
はいっおじょうさまっっ
くわっ
じいっ!!
あと何分!?
もうっじれったいわっっ
キラ
キラ

お風呂上がりは30分以降に食事を摂りましょう。(セレブも)

お風呂だけで腸内環境が整うわけではありません。
腸内細菌叢と共生できるよう、また消化吸収を妨げないような入浴を心がけましょう。

「腸内美人」になる入浴法

適正温度
38〜40℃

全身浴

一 食休みはたっぷりと OK

二 食後すぐ横になると胃酸の逆流を招くことも NG

三 お風呂に入ってから食事の準備。洗い物を済ませてからお風呂 OK

四 食後すぐの運動 NG

腸内美人のお助けグッズ

食物繊維の豊富な食品
腸内細菌の活動を活発にします

ヨーグルトなど発酵食品
腸内環境を整えるのに効果的

Point
食事の前後30分は入浴を控えましょう。
腸内細菌叢との共生が女子力に影響します！

温泉で女子力UP!

「選ぼう泉質」⑦

飲んで消化よし!「二酸化炭素泉」

ご家庭で使える入浴剤、またスーパー銭湯でもおなじみになってきた人工炭酸泉。その顕著な温熱効果はみなさんもご存じかと思います。しゅわしゅわと肌にまとわりつく気泡も楽しいですよね。

今回ご紹介するのは、二酸化炭素泉。通称は「泡の湯」。

療養泉の定義では、1kgあたりに遊離炭酸が1000mg以上含まれていることとなっています。浴用での適応症は末梢循環障害、冷え性、自律神経不安定症。あたたまりの仕組みは、皮膚から吸収された炭酸ガスが毛細血管や細動脈を拡張し、血液循環を良くするので、低い温度でも入浴中に体温を上げてくれることです。

さらに、飲んでもすごいんです。適応症は胃腸運動機能の改善。胃の粘膜の毛細血管拡張作用があり、胃のぜん動運動も促すことが知られています。

つながってきましたねぇ…。「腸内美人」。

ヨーロッパ(非火山)には多い二酸化炭酸泉ですが、火山大国でもある日本にはそれほど多くありません。代表的なのは肘折温泉(山形県)、長湯温泉(大分県)でしょう。

肘折温泉はカルデラ温泉館で飲むことができる冷鉱泉が印象的。こちらは他のミネラルがそれほど多くないので飲みやすいタイプです。湯治客でにぎわう旅館街は炭酸水素塩泉で、春から秋に地元の食材が販売される朝市が人気です。豪雪地帯なので、冬場のアクセスは道路の両側

温泉で女子力Up!

「選ぼう泉質」7

飲んで消化よし!「二酸化炭素泉」

2mにもなる雪のアーチを抜けてようやくたどり着けます。僕としては、深々と降り積もる雪と静寂に包み込まれる冬場にもぐっと惹かれます。地場のにごり酒もまたたまりません(またお酒の話ですみません)。

一方、長湯温泉は芹川沿いにある露天「ガニ湯」がシンボル。

着替える場所もありませんが果敢に挑戦してください。

炭酸1000㎎/㎏を超えているのはラムネ温泉館。こちらはミネラルも多く含まれているので、飲むと苦味を感じることができるでしょう。

長湯で食べてほしいのは、エノハ(ヤマメ)とムカゴごはん。焼酎の温泉割りもお試しあれ(また…略)。

飲食店では地元食材を使ったD級グルメ(Dはデリシャス)も提供されているので要チェック。

竹田市が始めた日本初の「温泉療養保健制度」を活用すれば、よりリーズナブルに滞在できますよ。

注…すべての温泉が飲泉できるわけではありません。飲泉許可のあるものを、衛生的かつ新鮮な状態で飲むことが重要です。飲んではいけない禁忌症もありますから、飲泉場にある温泉分析表や飲泉に関する注意書きを確認してから飲みましょう。

11

テキパキ美人

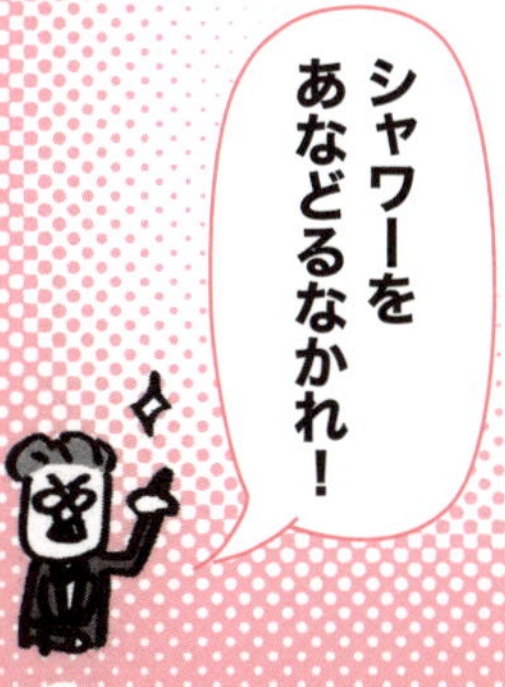

ブルーマンデイ（憂鬱な月曜）を吹き飛ばせ！

みなさんは週末や休暇をどのように過ごされますか？　ゆっくり充電？　それともがっつり遊び倒して放電でしょうか？　…僕はたいてい後者ですが（汗）。休み明けになんとなく気が乗らないことはブルーマンデイ（憂鬱な月曜）なんて表現されますが、みなさんにもそんな経験はありませんか？

「放電系オッサン」な僕の個人的経験では、お正月やゴールデンウィーク、夏休み明けなんぞは、

①なんとなく気分が乗らない
②仕事のパフォーマンスが落ち気味
③身のまわりのことがおろそかになりがち

ということが、かつてありました。

こんなときこそ、朝から元気はつらつ、エンジン全開で仕事をこなせば、「テ

女子力UPワンポイント

キパキ美人」の名はもうあなたのほしいままではないでしょうか。

「熱めのシャワーで戦力チャージ」

「テキパキ美人」を目指すあなたにうってつけのアイテムが、**「シャワーを使った入浴法」**です。

生活のシーンごとに、その活用方法を見ていきましょう。

まずは朝。あまり時間のない朝にスイッチを入れるには、**熱め（42℃程度）のシャワー**がおすすめです。身体を興奮状態に導く交感神経が賦活されますので、普段はスロースターターな方も、**「目覚め効果」**で、朝一から**仕事のパフォーマンスが改善される**はずです。

東京ガス・都市生活研究所の研究では、**朝の3〜5分のシャワーで、爽快感が増加し、疲労感が減少**するというデータが得られていて、仕事のやる気や熱中度にも良い影響を与えるとされています。湯船に浸かる入浴だと熱ストレスが体にかかるので、朝のシャワーは理にかなっているといえるでしょう。

そして夜。特に仕事でパソコン作業が多かったりすると、なんとなく視界がぼんやりしたり、目がショボショボしたりしますよね。そんなときにも**熱め（42℃程度）の夜シャワー**を。同じく東京ガスの研究で、「目の疲れに効果的」なことが検証されています。

「ポイントは、**42℃のシャワーを目の周囲に当てる**こと。目の周囲をあたためること（温熱効果）で、①疲労による一時的な視力低下からの回復、②目のスッキリ感の改善、③目のショボショボ感の改善に役立つデータが得られています」（甲野祥子 元・主幹研究員）

むむむ…シャワーあなどりがたし。

目的に応じた湯船に浸かる入浴と適宜組み合わせれば、あなたの女子力ＵＰ間違いありません。

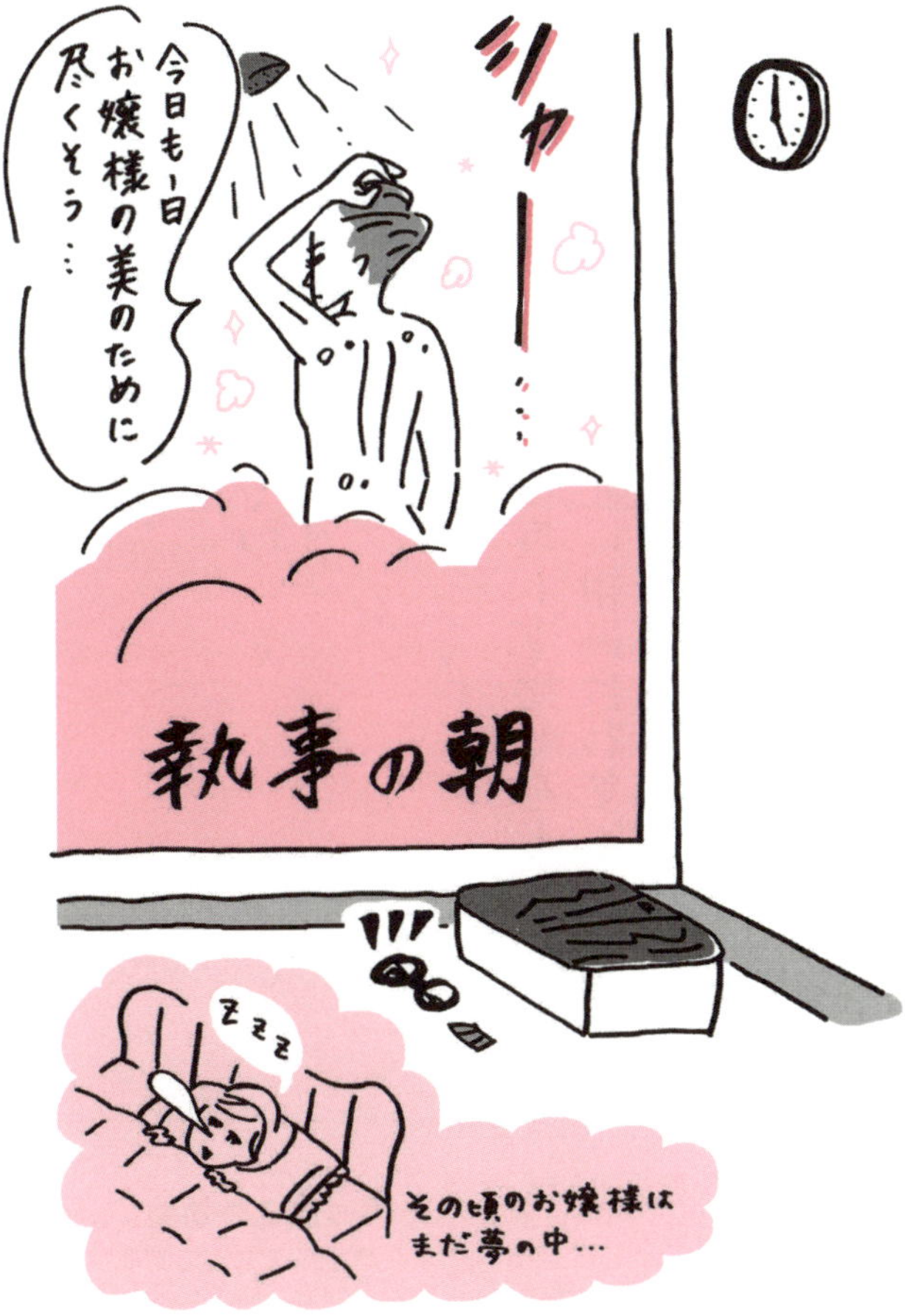
シャー……
今日も一日お嬢様の美のために尽くそう…
執事の朝
zzz
その頃のお嬢様はまだ夢の中…

活動前にスイッチを入れる。できる女の必須条件です。

「テキパキ美人」になる入浴法

適正温度
40 ～ 42
℃

シャワー浴

朝

42℃程度のシャワーを
3～5分浴びる。

夜

目に疲れを感じたら、
湯船に組み合わせて
目のまわりに
熱めのシャワーを
当てましょう。

テキパキ美人のお助け情報

＜朝＞しっかり朝食を取る
血糖値を上げて臨戦態勢に

＜夜＞熱いおしぼり・ホットタオルを目に当てる
疲れた目の回復を助けます

Point

熱めのシャワーの効用として、朝は**目覚め効果**で、仕事のパフォーマンスアップ！　夜は（目のまわりに当てて）、**疲れた目の回復**を。

温泉で女子力UP!

「選ぼう泉質」❽

かぐわしき王道「硫黄泉」

温泉ファンなら、独特の卵のような匂いをかぐとわくわくする人も多いのではないでしょうか。それはご存じ硫黄泉です。

入ると長ければ数日身体に匂いをまとうことになりますが、それも含めて僕は大好きです。療養泉の定義では、総硫黄が温泉1kg中に2mg以上含まれていること。殺菌作用が強く、入ってアトピー性皮膚炎や慢性湿疹、飲んで糖尿病、高コレステロール血症が適応症。女子にとってはうれしい、「肌を白くする」作用もあるとされています。酸性泉同様刺激が強い温泉なので、皮膚や粘膜が弱い方は控えるか浴後シャワーなどで洗い流したほうがよいでしょう。

硫黄泉は、大きく硫黄型（アルカリ性であることが多い）と硫化水素型（酸性であることが多い）に分かれます。硫化水素は毒性が強く、空気より比重が重いので湯面に高濃度に滞留することもあります。管理されていない自然の中の野湯を訪れる際は、十分ご注意ください。

今回は、硫黄型では月岡温泉（新潟県）、硫化水素型では霧島温泉郷にある新湯温泉（鹿児島県）をご紹介しましょう。

「美人の湯」として知られる月岡温泉は、鮮やかなエメラルドグリーンが特徴の「含硫黄－ナトリウム－塩化物泉」。入るとつるつる感、しっとり感もあり、

温泉で女子力Up!

「選ぼう泉質」8

かぐわしき王道「硫黄泉」

あたたまりも長く持続します。開湯100年を迎えた2014年には温泉街の中心に、酒どころ新潟の全酒造の地酒をそろえた「蔵」がオープン。500円でお猪口3杯試飲できますから、お酒好きにはたまりません。

新燃岳の麓に位置する新湯温泉は乳白色。霧島から向かう道路の脇にはそこかしこから噴気が上がり、地球のエネルギーを実感できます。国民宿舎新燃荘が近づくと刺激的な硫化水素の匂いが漂います。

足元から湧き出る混浴の露天風呂は、秘湯西の大関と称されるほど圧巻。バスタオルも用意されていますから、女子もぜひお試しください。鹿児島といえば焼酎。霧島市内には7つの蔵元がそろっていますから、お忘れなく。

……飲み過ぎて「放電からの翌日機能停止」にはお気をつけて。

12

健脚美人

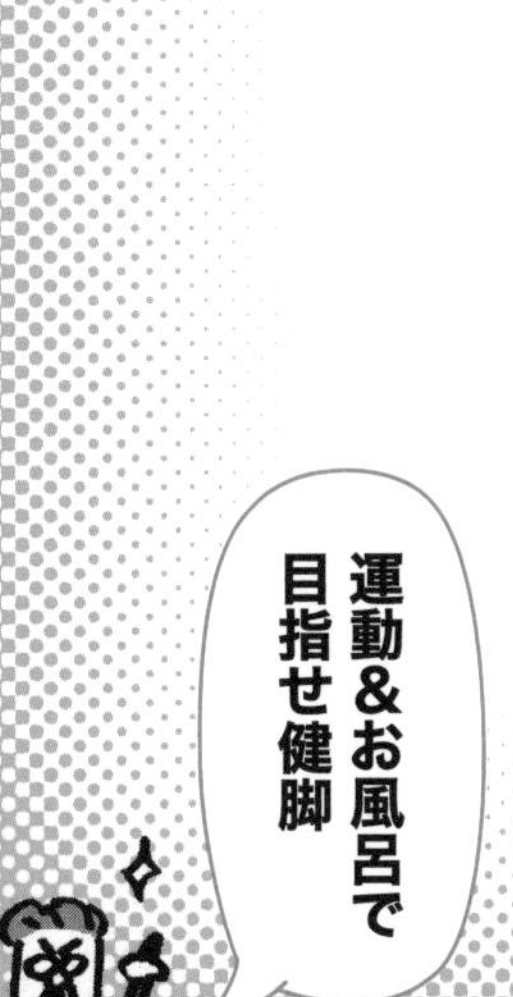

加齢のものさしは「脚力」にあり

「老いは脚から」といわれるように、下肢筋力は加齢とともに低下します。狩る・狩られる野生の世界ほどシビアではありませんが、年を重ねてもさっそうと歩く姿を維持する「脚力」は、女子力にも重要なファクターです。

近年「メタボ」とともにメディアに露出し始めた「ロコモ」をご存じでしょうか。

「ロコモ」は「ロコモティブシンドローム」の略で、和文だと**「運動器症候群」**。日頃の活動量が低下したり、運動習慣のない生活を送っていると、忍び寄ってくるのが「ロコモ」なのです。

それでは、あなたの「健脚度」を簡単に調べることができる**「30秒椅子立ち上がりテスト」**をご紹介しましょう。

必要なのは椅子とストップウォッチで、手順は次のとおり。

注1：動作は背筋を伸ばしたまま行うこと。立ち上がりの際は膝を伸ばしきること。

①膝が90度位の角度になる椅子に腰掛けます。
②両手を胸の前で組みリラックス。
③ストップウォッチを押し、30秒間「立ち上がって座る」をできるだけ速く繰り返します。

20～50代女子の場合、20～25回程度できていれば標準的（注1）。

それより少ないようであれば、脚力が衰えてきていると受け止めてください。

でも大丈夫。**「脚力」は取り戻すことが可能な能力**です。

どのように「脚力」をつけるのか。身も蓋もありませんが**「運動」**です（汗）。

女子力UP
ワンポイント

「温泉・銭湯を目指して運動しよう」

「えええええ？　運動なんて面倒くさいし…」

注２：負荷が大きな運動後はぬるめのお湯がおすすめ。脚が熱を持つ場合は冷水で冷やすのもよいでしょう。

わかります（笑）。

運動は「わざわざ取り組まないとできないもの」。せっかくの週末にはのんびりしたり、気分転換に出かけたりしたくなりますよね。

だけど。

もしあなたが温泉・お風呂好きなら、解決する方法があるんです。

それは、**「温泉・銭湯」をゴールに設定してランニングを楽しむ**こと。

短い距離でもいいんです。歩いたってかまいません。５㎞くらいから始めましょうか。

ゴールにお風呂が待っているなら、モチベーションも高まります。

お風呂で血行を良くし、筋肉疲労を取り除けるなら一挙両得（注２）。

おいしいビールも運動後なら、罪悪感もふっ飛びますよね。

最近は、**ランニングステーション型銭湯**も増えてきていますから、基点・終点を銭湯にすることも可能です。

僕自身、数年前まで自転車には乗るけど、走るのは「カラッキシ」でした。

そんな僕が走るきっかけとなったのは、仲間がコーディネイトしてくれた、「花見ラン」からの「温泉・銭湯」。


六本木から都内の桜の名所をゆっくり走ってめぐり、ゴールは浅草にある温泉銭湯。

お風呂で汗を流したあとは、お花見をかねての宴会に突入…、というもの。


それ以来、すっかり味をしめて「東京銭湯ぶらり湯めぐりマップ」（東京都公衆浴場業生活衛生同業組合）を手放せなくなってしまいました。

これからの季節ならすがすがしい「新緑ラン」、秋になれば「紅葉ラン」も楽しめるでしょう。


…が、体重は増加の一途。

消費カロリーより、摂取カロリーのほうが多いからにほかなりません。

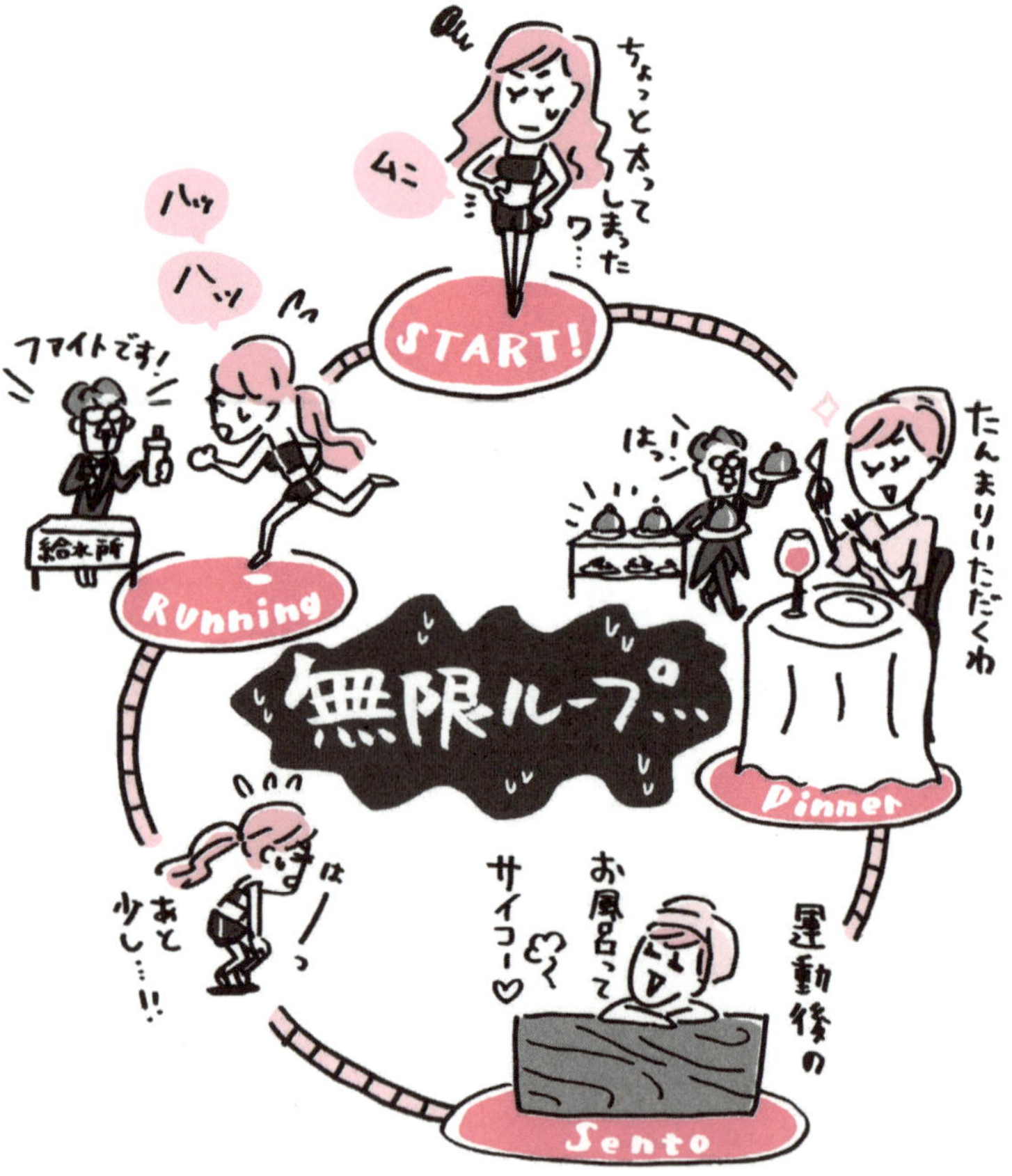

脚力の衰えは自然界では致命的。適度な運動の後には適切な入浴を。アクティブであることは脂肪を燃やすだけではなく、内なる炎の強さにも影響します。

「健脚美人」になる入浴法

一 行きたい温泉や銭湯を探そう

二 目的地まで観光スポットをめぐってたくさん歩こう

三 温泉や銭湯に着いたら、圧注（ジェット）浴、気泡浴でマッサージ

四 脚が熱を持っているときは、水シャワーで冷やしてすっきり

健脚美人のお助け情報

スニーカー、ウェア
モノから入るのもモチベーションに

GPS 機能付きスマホアプリ、ウォッチ
運動の軌跡をマッピング。心拍センサーと連動するものも

東京にも 600 軒余りの銭湯が！
ランニングステーションに使える銭湯もあります

Point

お風呂を目指して、楽しみながら歩こう・走ろう！
きっと女子力の貯金（貯筋）になりますよ。

温泉で女子力UP!

「選ぼう泉質」❾

吸ってホルミシス効果「放射能泉」

放射能泉は、ラジウム・ラドンを規定量以上含む温泉です。「吸って良し」（湯気に含まれる成分を吸って効果がある）といわれるのは、ラドンは皮膚から吸収されないけれど、呼吸で体内に取り込まれるから。入浴するなら深呼吸するなど、**空気をいっぱい吸い込もうと意識する**のがポイントです。

浴用の適応症は、痛風、関節リウマチなど。科学的根拠は示されていませんが、抗酸化機能や自己免疫機能の亢進などをもたらす「放射線ホルミシス効果」を享受することが期待できます。

今回は、**村杉温泉**（新潟県）と**三朝《みささ》温泉**（鳥取県）をご紹介しましょう。

村杉温泉は、五頭連峰の山懐に抱かれた森の中の温泉街。古来「子宝の湯」として知られてきましたが、「ラドン浴」と「森林浴」の「相乗ホルミシス効果」のなせる業なのかもしれません。花見の時期なら、「花見露天風呂」を満喫できる村杉共同露天風呂をぜひ。トレッキングコース、レンタサイクルも用意されていて、「健脚美人」を目指すならうってつけ。五頭連峰の山開きは5月初旬です。

三朝温泉の名前は、「三度朝を迎えると元気になっている」との由来があるのだとか。ラドンの半減期は3・824日といいますから、「なるほどなあ」とも思わされます。せっかくですから、「3泊4日」で訪ねてみてはいかがでしょうか。必ず試していただきたいのは、「ラドン熱気浴」。室温32〜42℃、湿度約90%の熱気浴室で、気化したラドン（湯気）を吸入して、免疫力や自然治癒力を高めようというもの。15〜30分、じっくり吸い込んでみるのもいいでしょう。女子には

うれしい、100%の温泉水ミストも人気です。

ヒラメイタ！

放射能泉のそばにエルゴメーター（自転車）ってどう？

有酸素運動+ホルミシス効果って…え？

はい。

情緒ありませんかねえ（汗）。

13

調節美人

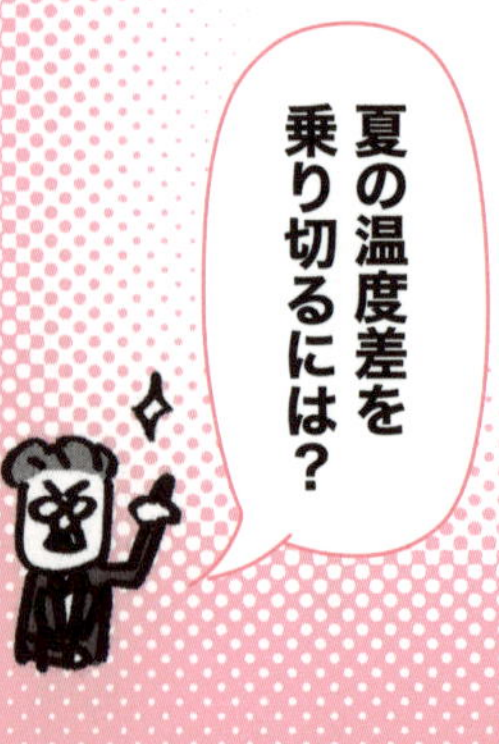

ダブルの地獄で女子力危うし

ギラギラと照り付ける太陽、アスファルトがはね返す輻射熱、夏が灼熱地獄であることは誰もが認めることでしょう。一方、オフィスに入って勃発するのはオッサンと女子の間の冷房大戦争。オッサン優位なパワーバランスになると、冷え冷えの冷房地獄が待ち受けていること間違いなし。

女子にとって、「夏」はダブルで地獄が待ち受ける厳しい季節といえるでしょう。気温環境のジェットコースターで体にもたらされる大きな影響は、体温調節機能の低下。

これをうまく整えてくれるのは、もちろん「お風呂」です。

女子力UP
ワンポイント

「地獄の沙汰も風呂次第」

さて、夏の入浴法。灼熱地獄、冷房地獄どちらも基本は同じです。

38～40℃程度のお風呂に気持ちよく入っていただければＯＫです。自律神経のバランスが整えられ、体温調節がうまく機能するようにしてくれます。

冷えが原因で起こる肩や首の痛みやこりも全身浴で緩和されることでしょう。もしあなたが「夏バテ気味」ならば、**「ぬるめのお湯にゆったり長め」**に浸かるとよいでしょう。

副交感神経（体をリラックス状態に導きます）が賦活され、ストレス解消にもつながります。

半身浴なら心肺に負担が少なく、より長湯することもできます。基礎代謝の落ちる夏は「夏太り」が気になる方もいるでしょう。

ですが、お風呂でダイエットを狙っての**「熱めのお湯に長め」はＮＧ**。お風呂で減少する体重は「ほぼ水分」で、カロリー消費はほとんどありません。

夏は特に、脱水・熱中症にも要注意。入浴前後の水分補給は忘れずに。汗の成分に近いイオン飲料なら、吸収も速やかです。また、夏は皮脂の分泌が多い上に日焼け止めやメークでも肌に負担をかけがちです。清浄作用のある、炭酸水素ナトリウム系の入浴剤を使ってみるのもいいでしょう。

健康状態の良い女子に限定ですが、湯船（短め）＋冷たいシャワーを手足や顔、首筋に当ててみる「温冷交代浴」を繰り返すのも効果的です。灼熱地獄後だと、水シャワーから始めるのもよいでしょう。ただし、いきなり体幹に冷水をかけたり、水風呂に飛び込むのは負担が大きいので気をつけましょう。

お風呂に入った後には、ビールのタブを「プシュ」と開けて、「くあああぁぁ」をぜひ。

この瞬間が幸せなのはオッサンも女子も同じですよね。

冷房大戦争なご夫婦もここでは和解できるはず。

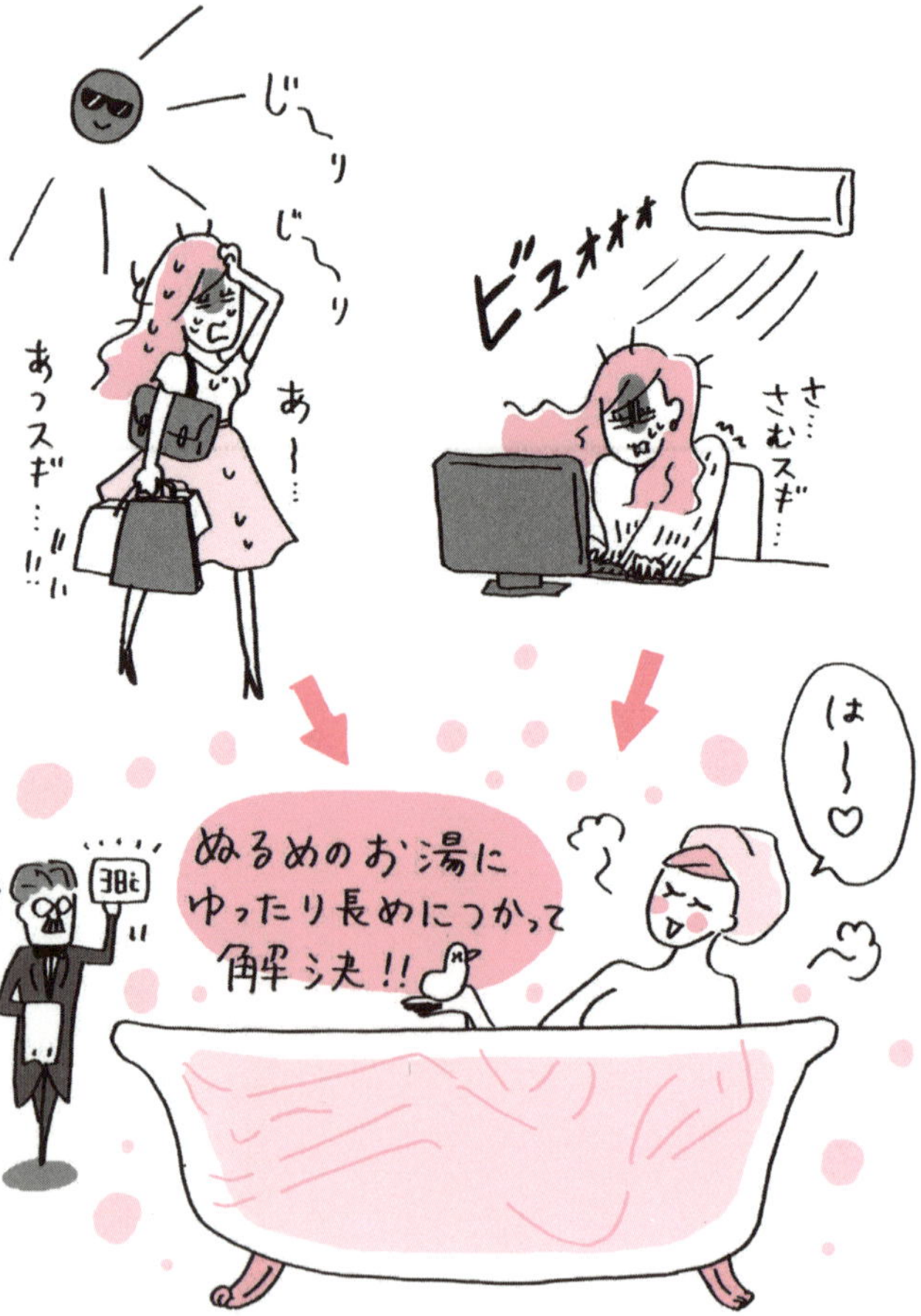
じ〜り
じ〜り
あっスギ…!!
あ〜…
ビュオオオ
さ…
さむスギ…
ぬるめのお湯に
ゆったり長めにつかって
解決!!
は〜♡
先ほど測定しました
38℃

自分の状態を把握して、臨機応変に適切なお風呂を選びましょう。

「調節美人」になる入浴法

適正温度
38〜42℃
（冷水シャワーは25℃程度）

全身浴
or
半身浴
（温冷交代浴にはシャワーも活用）

一 しっかり水分・イオン補給

二 ぬるめで全身浴
（長湯の場合は半身浴でもよい）

三 冷たいシャワーを手・足・顔・首筋にかける
（健康な女子限定）

四 清浄作用のある入浴剤・ボディソープを活用

㈡㈢を繰り返す

調節美人のお助け情報

20分程度のウォーキング
自律神経を強制的に調節する作用があります

冷房大戦争に勝利する
職場でオッサン、家庭で旦那さんを打ち負かすべし！

Point

体温調節の基本は38-40℃の浴槽浴。「灼熱地獄」、「冷房地獄」どちらにも対応。応用編に「温冷交代浴」を。

温泉で女子力UP!
「選ぼう泉質」⑩

つるつる美肌の「炭酸水素塩泉」

湯ざわりが「つるつる」で女子に人気があるのが炭酸水素塩泉。通称「美人の湯」。重曹泉としても知られています。

「重曹」は、ご家庭でも脂汚れや急須の茶渋を落としたりするのに使われるように、アルカリ性で、石鹸に似た清浄作用を持っています。入浴した場合は、皮膚の角質を軟化して取り除く作用があり、湯ざわりの質感は「つるつる」。

ただし、気をつけなければいけないのは入浴後のスキンケア。さっぱりきれいになったお肌は清涼感がありますが、放置するとカサカサの原因になります。しっかり保湿してあげましょう。

適応症の新基準では、飲むと胃・十二指腸潰瘍、逆流性食道炎にも効くとされています。日本の温泉では、龍神温泉(和歌山県)や、嬉野温泉(佐賀県)が代表格でしょうか。龍神温泉は日高川沿いにある浴槽に畳が敷かれた下御殿(しもごてん)が印象的。あまりに「とぅるとぅる」なのですべらないようにかもしれません。名物のアマゴ(川魚)を題材にした『となりのトトロ』の美術監督・男鹿和雄さんの絵本『ねずてん』も要チェックです。

「とろとろ」つながりなんて思うのは僕だけでしょうか。

嬉野温泉といえば温泉街の中心には豊玉姫神社。祀られているのは水の神、海の神として知られる竜宮城の乙姫様。美白の神様と呼ばれているくらいですから……。女子力UPの鉄板スポットでしょう? 温泉水で作る温泉湯豆腐もとろ……違う、とろとろ感がたまりません。

念のために注意喚起を。アルカリが強いと皮膚表面の清浄作用が強くなります。ですので、足裏もぬるっとなり、すべることも多々。十分注意してくださいね。

こだわり温泉の楽しみ方 4

スタンプラリー編

なにごとも趣味が高じると、沸々と「とにかくすべて集めたい」なんて思いが湧いてきますよね。
ここでは、そんなコレクター魂に火をつける、温泉宿と外湯めぐりのスタンプラリー、「日本秘湯を守る会」と「別府八湯温泉道」をご紹介します。

「秘湯」と聞くと、山奥のひっそりとした一軒宿…が思い浮かびますが、「秘湯」という言葉を世に産み出したのが「日本秘湯を守る会」です。昭和 50 年に小さな山の温泉宿 33 軒で設立され、現在は自然環境や温泉資源を守る宿約 180 軒が加入しています。

宿泊ごとに「秘湯の宿巡りスタンプ帳」に捺印し、3 年間で 10 カ所まわると、捺印した宿の中から思い出の宿に 1 泊無料で招待していただけます。

この会の理念は、「旅人の心に添う　秘湯は人なり」。
日本の原風景や湯治文化に触れてみることができるでしょう。

「別府八湯温泉道」は、約 2,300 の源泉（日本の源泉の約 10 分の 1）を誇る、別府八湯（大分県）で行われている外湯めぐり。約 140 の共同浴場や宿泊施設が加盟していて、88 湯をめぐると「別府八湯温泉道名人」の称号が与えられます。スタンプ帳はパスポートならぬ真紅の「スパポート」。
8 湯で初段の段位認定、8 湯ごとに段位が上がり申請すると認定タオルと認定状がもらえます（有料）から、短い滞在でも意欲を維持しながら楽しめ、何度も通ってしまいます。
注：あまりに楽しすぎて、湯あたりしてもやめられないのでご注意を（経験者談…、て僕ですが）。

これまでの名人は 6,000 人以上で、名人取得の最年少は 10カ月の赤ちゃんだとか（ご両親に湯めぐりに連れて行ってもらったとのこと）。

入浴マナーなどの「温泉道心得」が定められていますから、ルールを守りながら「湯遍路」を楽しんでください。


九州大学病院別府病院が高齢者 3 万 5000 人を対象に行った調査では、

「毎日温泉を利用することが、狭心症や、脳卒中にかかりにくくなることに関連する」

との報告がなされ、「温泉・入浴」が健康に寄与する科学的根拠としても着目されています。


「お風呂や温泉と上手に付き合うこと」

それが、あなたの女子力を引き上げ、健康を維持する原動力になることを、僕は信じています。

14

番外編

冷静美人

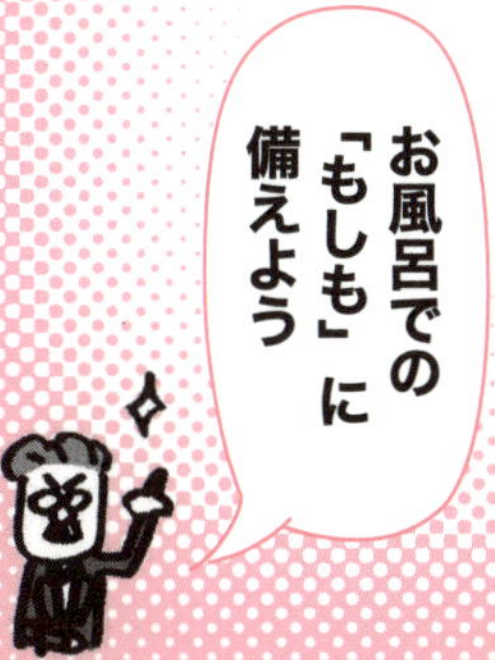

紫外線対策とともに心がけたいこと

お肌をケアする女子のみなさんは、アウトドアでの活動での紫外線対策は入念にしてらっしゃることと思いますが、もうひとつ気をつけていただきたいのは近年増加している「**熱中症**」。

体内の水分や塩分のバランスが崩れたり、体温調節機能がうまく働かなくなって起こる症状です。

めまい、手足のつりや筋肉の痙攣、倦怠感や吐き気、重篤になると意識障害を起こすこともあります。僕も何度も経験がありますが、たとえば泳いでいる最中に足がつったり、頭がボーっとしてきたり。

今から思うと軽い熱中症にかかっていたのかもしれません。

強い日差しの中での運動だけではなく、照り返しが強かったり、暑い環境に長時間いることもリスクにつながります。

そうなる前の最も重要な対策は、**「水分・塩分補給」**、**「暑さを避けること」**。冷たいペットボトルの飲料や、保冷剤を用意しておくとよいでしょう。

女子力UP
ワンポイント

「入る前にしっかり水分・イオン補給」

もちろん、お風呂でも汗をかきますから、体内の水分は失われます（41℃に10分程度の入浴で、数百㎖）。「脱水症状」で知っておきたいのは、**汗と一緒に塩分も失われること**で、すばやい水分補給には、

①ナトリウムと糖質が入った
②汗に近いイオンバランス

の飲料摂取が効果的です。
お風呂のあとには、ビールで「ふはああ」な方も多いでしょうから、「入浴前」

に200～350㎖摂取しておくことをおすすめします。

長めの半身浴がお好きな方は、ペットボトルを浴室に持ち込むのもいいアイデアです。

女子力UP 番外編

もしものときこそ「冷静美人」

これまでお伝えしているとおり、「お風呂」は「女子力UP」にとって強力なツールです。

ですが、万が一なんらかのきっかけで体調不良に陥ることがないとも限りません。

そんなときこそ**「冷静美人」**でいられるかが、大きなポイントになるのです。

まずあなた自身が、入浴中に具合が悪くなった場合。

急な立ち上がりは禁物です。

お風呂から上がる瞬間、ふわあああと立ちくらみ…なんて経験はないでしょうか。

急に立ち上がると、水圧から解放されることで「がくん」と血圧が低下するのがその原因。浴槽のふちにつかまって、ゆっくりかがんだ状態で浴槽から外へ出ましょう。もし立ち上がるのが困難な場合、声を出して助けを呼びましょう。家庭の浴槽であれば**お風呂の栓を抜いてしまうのもよい選択肢**です。

では、もしあなたがお風呂場で具合の悪い人に遭遇したら。たとえば温泉旅行中、ご家族やご友人の具合が悪くなることもあるかもしれません。

131ページでは、シチュエーション別に「冷静美人」な対応例をお示しします。堅い話になりましたが、「お風呂」を語る上で避けては通れないポイントでもあります。

「冷静美人」。

僕はとってもかっこいいと思っています。

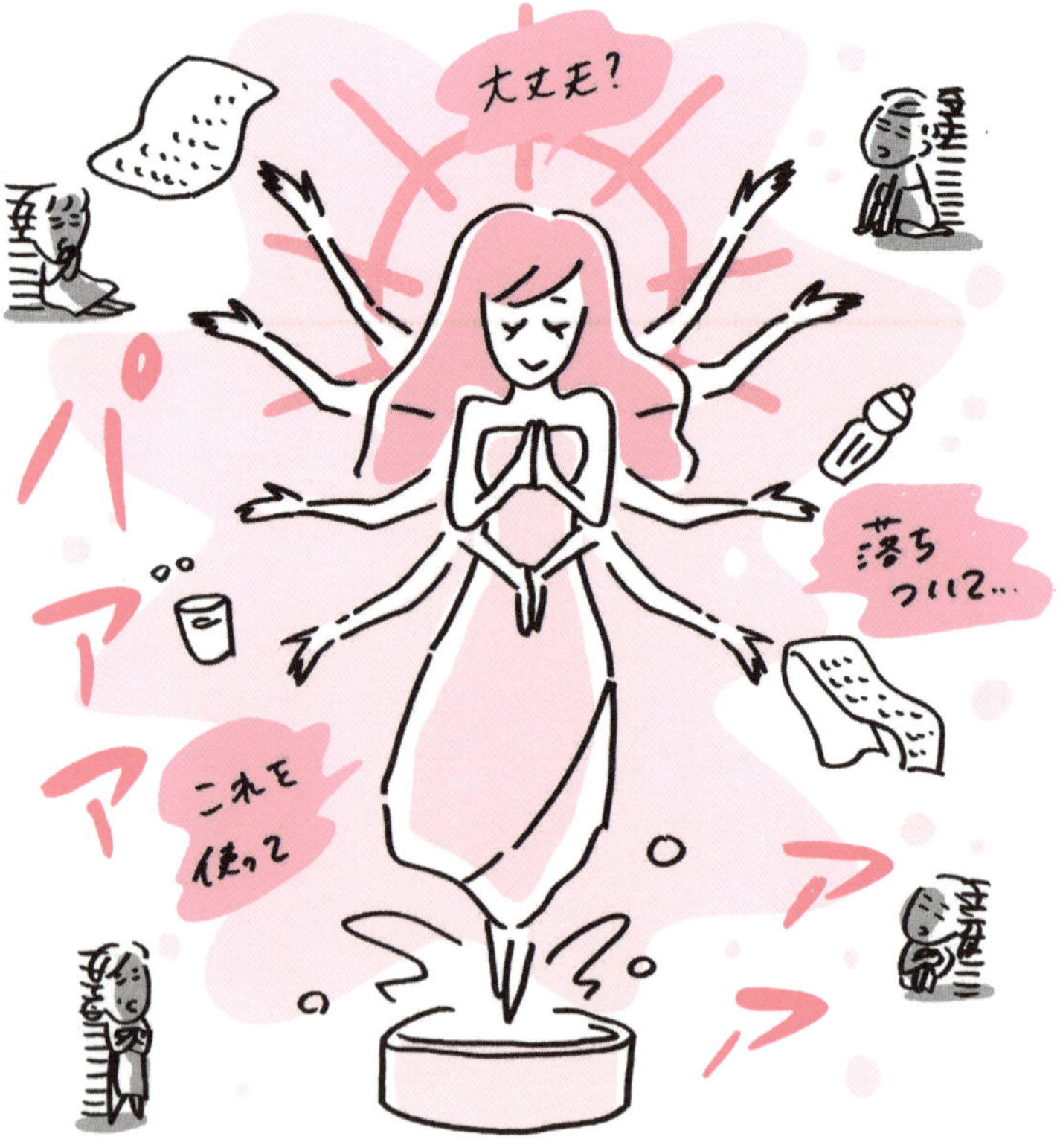

起こりうるシチュエーションを想定、シミュレーションを。
もしもの現場で必ず役立ちます。

入浴中の「もしも」対策で、冷静美人になろう

泥酔している場合

1 膝を軽く曲げた横向きの姿勢に寝かせる
2 気道を確保するため、やや頭を反らせるのがポイント（嘔吐による窒息を防ぐ）

反応も呼吸もない場合

1 119番通報
2 周りに人がいたら、AED（電気ショックをかける自動体外式除細動器）を要請
3 両手のひらを組んで、仰向けに寝かせた胸の真ん中をテンポ良く、深くプッシュ（テンポは100回/分以上、プッシュは胸が5㎝沈む深さで）

意識があり、脱水が疑われる場合

1 水やお茶、スポーツドリンクを飲ませる
2 横にして休ませる

意識朦朧で貧血が疑われる場合

1 仰向きの姿勢で足を高く上げる
2 頭は低くして、しばらく休ませる

プッシュのときのお助け情報

テンポは100〜120回/分の音楽を目安に、胸骨圧迫（心臓マッサージ）のペースを把握する。

『川の流れのように』なら100回/分。『恋するフォーチュンクッキー』なら120回/分。『恋チュン』ならあっと驚く奇跡を起こせるかも！　ちなみにいずれも作詞は秋元康さん。

こだわり温泉の楽しみ方 5

ゆったり湯めぐり編

温泉にはまってくると、避けて通れないのが湯めぐりです。小さなエリアで湯めぐりを楽しむのであれば、僕のおすすめは塩原温泉（栃木県）、城崎温泉（兵庫県）です。

塩原温泉の魅力はその泉質の豊富さと多様な温泉の色にあります。
コンパクトな地域に150以上の源泉、6種類の泉質、7色の温泉があります。
＜6種類の泉質＞
塩化物泉、炭酸水素塩泉、硫酸塩泉、硫黄泉、酸性泉、単純温泉
＜7色の温泉＞
乳白色、茶褐色、黒色、黄金色、緑白色、薄墨色、透明

目的に応じた泉質選び、その日の気分に応じた色の温泉めぐりなんて楽しいですよね。炭酸水素塩泉でお肌をきれいにした後、塩化物泉でお肌のコーティング、なんて楽しみ方のバリエーションも工夫できます。

城崎温泉の魅力は個性豊かな柳並木の7つの外湯を「浴衣」でめぐることでしょう。城崎ゆかた憲章がふるっています。

一、ゆかたにあらざれば、装いにあらず。
一、ゆかたを以て尊しとなす。
一、ゆかたを温ねて、新しきを知る。
一、ゆかた姿、一日にして良き想い出を宿す。
一、ゆかたは、豊かな心を育む。

柳並木の川沿いを下駄でカランコロン…をぜひ。
いくつも湯めぐりするのなら、ぜひペットボトルを携行しましょう。
…中身を焼酎に入れ替えるのはNGですよ（汗）。

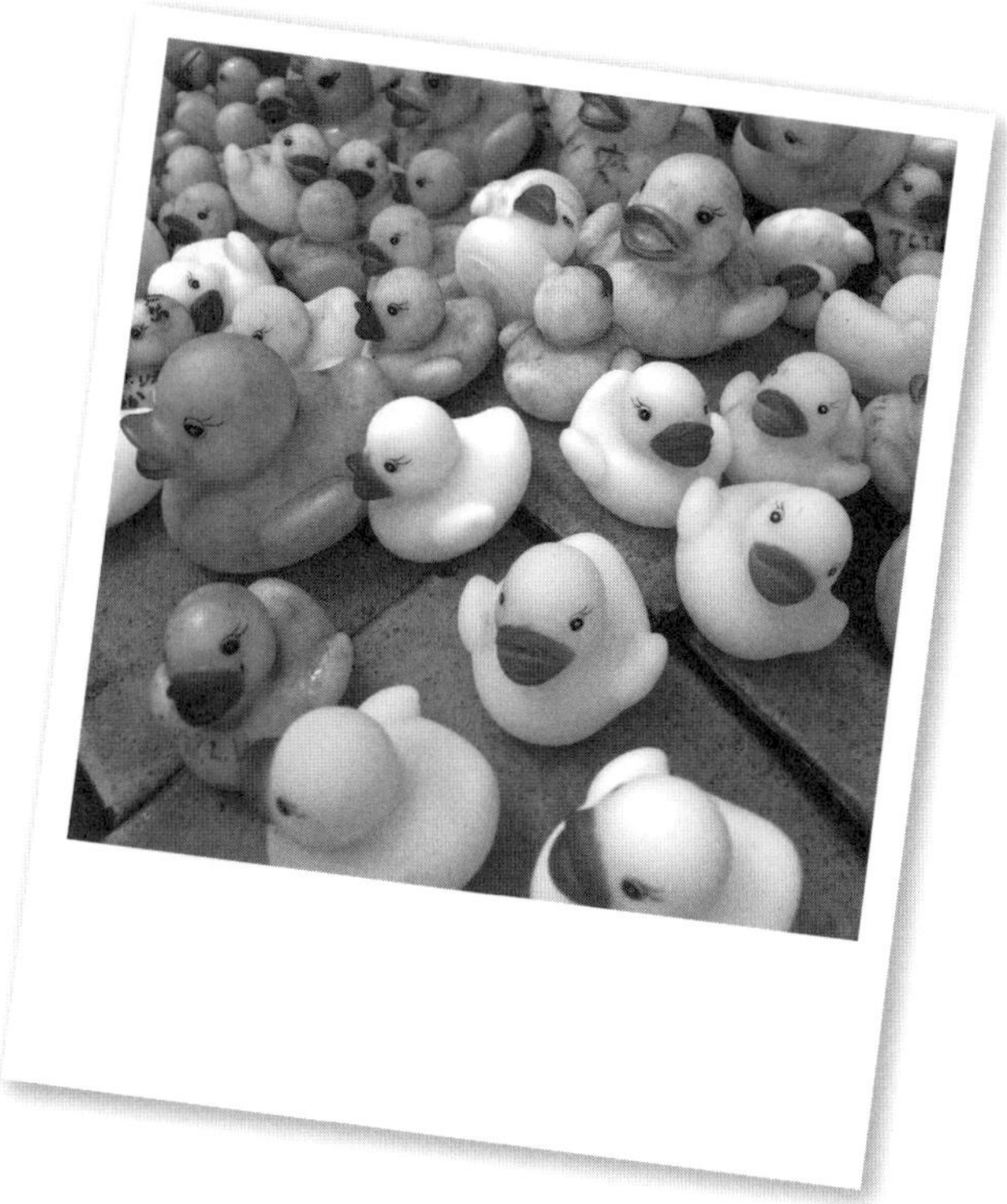

まずは1週間チャレンジ！
週間入浴レシピを組み立てよう！

「目的から逆引きしてお風呂に入ろう」というのが
本書で僕がお伝えしたいメッセージです。

ですが、ターゲットになる「○○美人」が決まっても、
毎日同じ入り方を続けるのも退屈だし、
モチベーションを維持するのは簡単ではありません。
もちろん目指す「○○美人」が、重複することもありますよね。

そこでご提案したいのが、1週間単位で入浴レシピを組み立てること。
みなさんでオリジナルレシピを作って
お試しになってはいかがでしょうか。

「これはすごい！」、「これはよかった！」なレシピができれば、
ぜひ僕にも教えてください。

Sample 1

アクティブ女子向けプログラム

Monday

ブルーマンデイを吹き飛ばす

テキパキ美人（→ P99）、**血管美人**（→ P16）

朝 熱め（42℃）のシャワーでシャキッと出社

夜 41℃のお湯に 10 分。目のまわりに 42℃のシャワーを気持ちよい程度に

Tuesday

デスクワークのメンテナンスを

姿勢美人（→ P33）

- ぬるめのお湯で入念にストレッチ（肩・腰・関節を意識して）

Wednesday

週なかばで気合注入。リフレッシュしましょう

免疫美人（→ P51）

- 40℃から追い炊きを始めて 42℃に。10 ～ 20 分
  週末にはヒートショックプロテインでコンディション向上を期待

Thursday

水の抵抗を利用して適度な負荷を

体形美人（→ P67）

- ぬるめのお湯で両手パドリング、両脚ペダリング or バタ足を適度に。プールでの水中ウォーク・エアロビクスもおすすめ

Friday

週末の運動に向けて

美脚美人（→ P25）

- 好みの温度の全身浴で脚をマッサージ（足先からふくらはぎに沿うように）

Saturday

ちょっぴり鍛えて女子力 UP

健脚美人（→ P107）

- 運動後：38 ～ 40℃にゆっくりと。湯中で気になる部位をストレッチ＆マッサージ
- 脚が熱を持つ場合は冷水シャワーを当てましょう

Sunday

新たな1週間のために睡眠チャージ

快眠美人（→ P59）

- 38 ～ 40℃のお湯に 10 ～ 15 分
  質の良い睡眠でしっかり身体を休ませます

Sample 2 お風呂できれい派女子向けプログラム

Monday

身体の中からきれいを整える

腸内美人（→ P91）

●発酵食品・繊維質豊富な食事を心がけましょう。お風呂は食後30分あけてから

Tuesday

清浄作用のある入浴剤でお肌をブラッシュアップ

調節美人（→ P116）

●炭酸水素ナトリウム配合などの入浴剤で、お肌を清潔に。浴後の保湿は入念に

Wednesday

週なかばで気合注入。リフレッシュしましょう

免疫美人（→ P51）

● 40℃から追い炊きを始めて42℃に。10～20分
週末にはヒートショックプロテインでコンディション向上を期待

Thursday

副交感神経優位でゆったりリラックス

脱力美人（→ P83）

●湯船のふちを枕に38～40℃にフローティング20分
物足りない場合は出る前に追い炊きを

Friday

保湿系入浴剤でお肌にやさしく

うるおい美人（→ P42）

●硫酸ナトリウム配合などの入浴剤で、好みの温度でうっすら額に汗をかくくらいに

Saturday

お風呂&お肌のお手入れで女子力UP

うるおい美人（→ P42）

●浴後にお好みのアイテムでフェイシャル&ボディマッサージ
ごほうびにエステ・スパを訪れるのもよいでしょう

Sunday

新たな1週間のために睡眠チャージ

快眠美人（→ P59）

● 38～40℃のお湯に10～15分
質の良い睡眠でしっかり身体を休ませます

作ってみよう！

FREE SCHEDULE

Monday	
Tuesday	
Wednesday	
Thursday	
Friday	
Saturday	
Sunday	

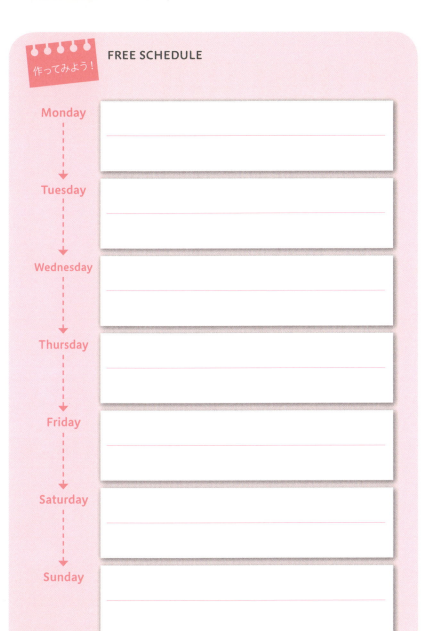

週末は「おうちで湯治」のススメ！

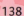

あこがれの湯治生活を自宅で再現!?

「温泉地でのんびり」は多くの女子に支持される休日の過ごし方でしょう。

ですが、そう頻繁に温泉地に出かけるわけにもいかないのも現実。ならいっそのこと、「おうちで湯治」しちゃうってのはいかがでしょう（注1）。

「おうちで湯治ってそんな乱暴な…」な声が聞こえてきそうですが、本書では、「お風呂に親しみながら心身をリセットする」を「湯治」と設定しますね。僕が注目するキーワードは、「バスリビング」（注2）と、「都市湯治」（注3）。「おうち・近隣を非日常に仕立てあげ」、週末にできる湯治レシピを楽しみましょう。

ゆるめに、詰め込みすぎないのがポイント。僕なりの「おうちで湯治」をご紹介しましょう。

「おうちで湯治」にはこんな効果が期待できます！

心のリフレッシュ

身体のコンディショニング

注1　湯治：温泉地（非日常空間）に数日から数週間滞在し、心身の回復を図る伝統的民間療法。現代も歴史ある湯治場に綿々と受け継がれ、多くの人々に愛され息づいている。

注2　バスリビング：「お風呂でリビングのように暮らす」をコンセプトに、バスリエ松永武さん（ホットジャパン）が提唱するライフスタイル

注3　都市湯治：「身近な環境に非日常を発見して、銭湯・温浴施設とともに楽しむ」をコンセプトに、風呂デューサー毎川直也さん（改正湯番頭）が提唱する現代型湯治

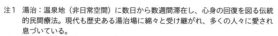

Sample 1

おうちのお風呂を「リビング」に（バスリビング型）

ふだんリビングですることを「お風呂」に持ち込んでしまいましょう。
午前中に身体のメンテナンスをしておけば、さらに快適な休日に。

用意するもの

- **お好みバスグッズ**
  （例：入浴剤、アロマ、浴後のうるおいアイテムなど）
- **お風呂の中で楽しむアイテム**
  （例：雑誌、本、スマホ、防水テレビ・DVD など）
- **水分・イオン補給用ドリンク**

10:00 身体をあたためコンディショニング

温度　38 ～ 40℃程度
入浴時間　10 ～ 15 分程度
ポイント　お風呂の中で気になる箇所（首、肩、腰など）を入念にストレッチ

オプション
浴後のエクササイズ
コラーゲンが柔軟化した状態でのヨガ、ピラティス、体幹エクササイズは効果抜群

14:00 おうちのお風呂でリビング感覚に過ごす

温度　長湯して無理なく心地よい温度（目安 36 ～ 39℃）
入浴時間　好きなだけ（30 ～ 180 分）
ポイント
・お好みバスグッズを使って、浮力で重力からの解放を楽しむ
・お風呂の中で好きなことをする（ぼーっとする、読書、スマホ、映画鑑賞など）
・ぬるくなったら追い炊きを。熱くなったらたし水を（エコじゃないけど）
・ぬる湯と熱いシャワーを繰り返しても OK
・気分次第で出たり入ったり
・浴後はフェイシャル・ボディマッサージもグッド

21:00 質の良い睡眠チャージのために

温度　38 ～ 40℃程度
入浴時間　10 ～ 15 分程度
ポイント　疲れていれば入らなくて OK。就寝は浴後 60 ～ 120 分後に。

POINT

・時間に決まりはありません。体調と気分次第で柔軟に過ごしましょう
・乾燥肌の方は浴後に入念な保湿を
・週末スマホ、PC、テレビを封印するデジタルデトックスな過ごし方も

Sample 2

「＋銭湯・温浴施設」で気分上々（都市湯治型）

ふだんのお出かけに「外お風呂」をプラス、テーマを決めて「非日常探しの散策を」。ちょい飲みで、仲間との会話が弾めばさらにスカッと。

用意するもの

- **お風呂セット**（タオル・手ぬぐい）
  ※銭湯の場合シャンプー、ボディソープ
- **攻略エリア・「外お風呂」と湯治テーマの事前設定**
  例）蒲田エリアでB級グルメ＋黒湯温泉銭湯、銀座エリアでセール＋銭湯＋スパ、上野エリアで美術館＋銭湯、浅草エリア路地裏散策＋温泉銭湯

11:00　仲間と攻略地点で待ち合わせ。散策 or 自転車でポタリング（のんびりチャリ散歩）

・非日常を探しに。行き当たりばったりでもOK
・自転車なら行動範囲も広がります。
　例）商店街お宝散策、つまみ食い

14:00　「外お風呂」を満喫

・多彩な浴槽を自由に楽しむ
・休憩をはさんで繰り返し入ってもOK（水分・イオン補給は入念に）
・マッサージやエステがあれば利用してみては

17:00　せっかくなら「ちょい飲み」

・気のおけない仲間と、ざっくばらんなトークを
・好きなものを食べ、好きなものを飲む
・翌日休みなら、「がち飲み」でもOK
　※自転車の場合、お酒はNG！

22:00　シャワーでさっぱり汚れを落とす

温度　40℃程度
入浴時間　5～10分程度（シャワー）
ポイント　お酒が入っていれば、身体をさっと流す程度に

POINT

・午前中に運動しておけば、罪悪感から解放されること請け合い
・この日は「ダメ」を封印しましょう（ex これ食べちゃダメ）
・SNSへの投稿や湯治記録をつけるとモチベーションアップ！

「おうちで湯治」談義

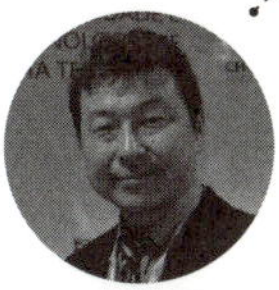

後藤康彰

日本健康開発財団 温泉医科学研究所主席研究員で、この本の著者。自転車で都内の銭湯を回る「東京チャリ銭湯」活動にハマり中。

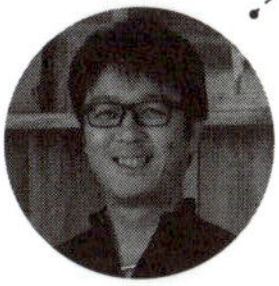

松永武さん

快適なバスタイムを提供し、豊かな暮らしを提案するバスリエ。お風呂をリビングのように過ごせる空間と考え、多彩なバスグッズを紹介する。

・バスリエとは「お風呂（bath）」と「ソムリエ（sommelier）」を組み合わせた造語

松永さんの運営するサイトはこちら

→「BATHLIER」

http://www.bathlier.co.jp

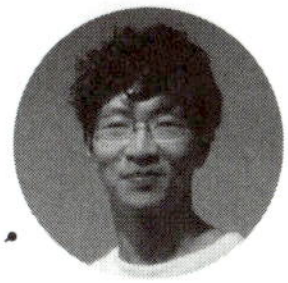

毎川直也さん

銭湯、スーパー銭湯、温泉旅館で修業を積んだ「風呂デューサー」。現在は都内銭湯で番頭をしながら、温泉ライターとしても活躍中。

毎川さんのユニークなブログはこちら

→「銭湯、温泉探究録　by 風呂デューサー」

http://ameblo.jp/offlog/

後藤　「おうちで湯治」ってお題で悩んでたらお2人の顔が浮かんじゃって(汗)。「バスリビング」を提唱する松永武さん、「都市湯治」を掲げる毎川直也さんにお話をうかがいます。「家の中」、「家の外」の違いこそあれ、お風呂への愛は半端ありませんよね。簡単に自己紹介をお願いします。

松永　バスリエの松永です。本業はお風呂グッズのネットショップ経営ですが、「お風呂文化の世界遺産登録」を目指す「ホットジャパン」を主宰しています。

毎川　温浴施設、銭湯、温泉旅館での修業を経て、今は改正湯@蒲田の番頭とお風呂関連のコラムニストをしています。風呂デューサーとして、銭湯文化伝道師であることもミッションとしています。

後藤　松永さん、世界遺産絶対取りましょうよ。僕もお手伝いします。さて、数年前

「バスリビング」と初めて聞いて「裸族？」と思いました。

松永　いやいや。後藤さんも相当お風呂バカでしょ（笑）？　それはともかく、これだけお風呂文化の優れた日本なのに、「みんなもっとお風呂楽しもうよ」と思ったのが原点です。「バスリビング」は、リビングで過ごすようにお風呂空間で過ごすと楽しいじゃん…なノリで。だけど、現代の住宅ではお風呂空間は隅に追いやられた感もある。

後藤　すごく共感します。せっかくだから「もっと楽しもうよ」って思っちゃう。僕も知らなかったのですが、マンションや住宅メーカーのお風呂規格って自由度が小さいんですね。この大きさだからよろしく…みたいな。

松永　そうなんです。このあたりは今後の課題ですよね。お子さんが大きくなってバスルームを大きくしようとリフォームなさる方も増えてますが、ここ数年がターニングポイントと思ってます。

でも、工夫すればどんどん楽しめる。

後藤　それに見てきたお風呂グッズが5万点でしたよね？　おかしいし（笑）。

松永　入浴剤ひとつ、シャワーヘッドひとつで随分変わります。空間を演出するのも楽しいですよ。

後藤　身になにもまとってない分、五感も素直になるのかもしれませんね。すーーっと入っていく感じに。

毎川さんは「外湯」を大事になさってますよね。僕なんか銭湯再デビューは数年前ですが、その変貌ぶりにはびっくりしてます。それに、銭湯って「え？」って場所にもあるよね。銀座とか青山とか。

毎川　後藤さんと世代は違いますが（笑）、相当変わってきてますよ。おっしゃるとおり都心にもあるし、下町にもある。家庭の浴室の普及で数は減ってきてますが、どんどん多様化しています。ランニングステーションとしての役割を担う施設も増えてますし、最近だとお風呂でヨガもあって、女子にも親和性ありっすよ。

後藤　お風呂でヨガ！　確かに理にかなってますね。それに銭湯女子ってかっこよくない？　は、ともかくとして、昔ながらの「味」がありながらどんどん進化もしている。あちこちまわるとその地の生活が見えてくる…みたいな。

毎川　あるでしょうね。地域の人をつなぐ場としての銭湯ってめっちゃ魅力的なんです。「都市湯治」って、ふわふわした都会の生活の中で、地域の再発見をしなきゃ…なんて思いもあるんです。

後藤　一人ひとりの健康って、地域とのつながり…も関与してるようにも思えますよね。
僕としては、お2人の思いが日本のお風呂を引っ張ってくれるような気がしてなりません。

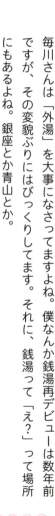

温泉に行こう！

温泉も「目的から逆引き」！

泉質別適応症をオサエテ女子力UP!

症状																
不眠症	うつ症状	筋肉・関節の慢性的な痛み・こわばり	運動麻痺による筋肉のこわばり	きりきず	皮膚乾燥症	アトピー性皮膚炎	尋常性乾癬	慢性湿疹	皮膚化膿症	表皮化膿症	強直性脊椎炎	鉄欠乏性貧血	喘息・肺気腫（軽症）	痔の痛み	病後回復期	疲労回復・健康増進
♨	♨	♨	♨										♨	♨	♨	♨
♨	♨	♨	♨	♨	♨								♨	♨	♨	♨
♨	♨	♨	♨	♨	♨								♨	♨	♨	♨
♨	♨	♨	♨	♨	♨								♨	♨	♨	♨
♨	♨	♨	♨	♨									♨	♨	♨	♨
♨	♨	♨	♨										♨	♨	♨	♨
♨	♨	♨	♨			♨	♨			♨			♨	♨	♨	♨
♨	♨	♨	♨										♨	♨	♨	♨
♨	♨	♨	♨			♨	♨	♨	♨				♨	♨	♨	♨
♨	♨	♨	♨								♨		♨	♨	♨	♨

あんしん・あんぜんな温泉利用のいろは（環境省）
https://www.env.go.jp/nature/onsen/docs/zentaiban.pdf

環境省の温泉（療養泉）の分類では、泉質は10種類。それぞれの泉質には「浴用」「飲用」ごとに、適応症・禁忌症が定められています。あなたがアゲたい女子力から逆引きして、温泉地を選んでみてはいかがでしょう。

※療養泉：温泉の中でも、特に治療の目的に利用できるもの。
※複数の泉質名を持つ温泉（たとえば：炭酸水素塩泉・硫酸塩泉）は、
両方の効果をあわせ持つと考えてください。

浴：浴用に適
飲：飲用に適

泉質	症状													
	末梢循環障害	冷え性	高血圧（軽症）	糖尿病	高コレステロール血症	胃腸機能低下	便秘	胃十二指腸潰瘍	逆流性食道炎	萎縮性胃炎	胆道系機能障害	痛風	関節リウマチ	自律神経不安定症
単純温泉（→ P40）	浴	浴	浴	浴	浴	浴							浴	浴
塩化物泉（→ P23）	浴	浴	浴	浴	浴	浴	飲			飲			浴	浴
炭酸水素塩泉（→ P122）	浴	浴	浴	浴・飲	浴	浴		飲	飲			飲	浴	浴
硫酸塩泉（→ P49）	浴	浴	浴	浴	飲	浴	飲				飲		浴	浴
二酸化炭素泉（→ P97）	浴	浴	浴	浴	浴	浴・飲							浴	浴
含鉄泉（→ P65）	浴	浴	浴	浴	浴	浴							浴	浴
酸性泉（→ P57）	浴	浴	浴	浴	浴	浴							浴	浴
含よう素泉（→ P32）	浴	浴	浴	浴	浴・飲	浴							浴	浴
硫黄泉（→ P105）	浴	浴	浴	浴・飲	浴・飲	浴							浴	浴
放射能泉（→ P114）	浴	浴	浴	浴	浴	浴						浴	浴	浴

酸性泉・硫黄泉への入浴は「皮膚や粘膜が過敏な方」、「お年を召した皮膚乾燥症の方」は禁忌なので避けましょう。

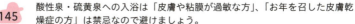

あとがき

「美人薄命」にあらず！

「**美人薄命…とは限らない**」

「美人薄命」は、日本人なら誰もが耳にしたことのある四字熟語ですよね。

僕も小学生のころには覚えていて、「そんなもんなのだろうな」と思っていました。

こうした伝承、ことわざは人類が経験的に習得してきたものであり、尊重すべきでしょう。

そもそも「美人なうえに長生き」となると、なんだか不公平感満載な気もします。

ですが、本書を書き進めるうちに、

「いや。やっぱり違うわ」

という思いのほうがより強くなってきています。

血管美人が手にするのは「しなやかな血管」、

免疫美人は「病気になりにくい体」、
快眠美人は「睡眠による心身の回復」。
たどり着いたのは、「美人長命」説。
「お風呂で女子力を上げる美人は、長命」にチガイアリマセン。

女子力UP 最後のポイント

「目的に合わせ、義務にはしない」

ご紹介してきた「お風呂での女子力UP術」。

「食べたいものを我慢する」「エクササイズをこなす」といった「わざわざ取り組む」必要はありません。

基本はお風呂に入るだけ。

これも義務化すると疲れちゃいますし、長続きもしないでしょう。

なるべくお風呂に入るようにする……くらいで十分です。

ポイントは、**目指す「〇〇美人」に応じた入浴法**を試してみること。

入浴法が重複しているものも多いですから、そんなに難しくはないでしょう。

まずは、2カ月試してみてください。なんらかの体調の変化を実感できることでしょう。

慣れてきたら、冒頭でも記したように、ご自分の体調と嗜好に合わせて、どんどんカスタマイズしていきましょう。

5〜10年後、「お風呂を楽しむあなた」は、「お風呂を楽しまなかったあなた」より、確実に「高い女子力」をまとっていると断言します。

「お風呂や温泉と上手に付き合うこと」

それが、あなたの健康を維持する原動力になることを、僕は信じています。

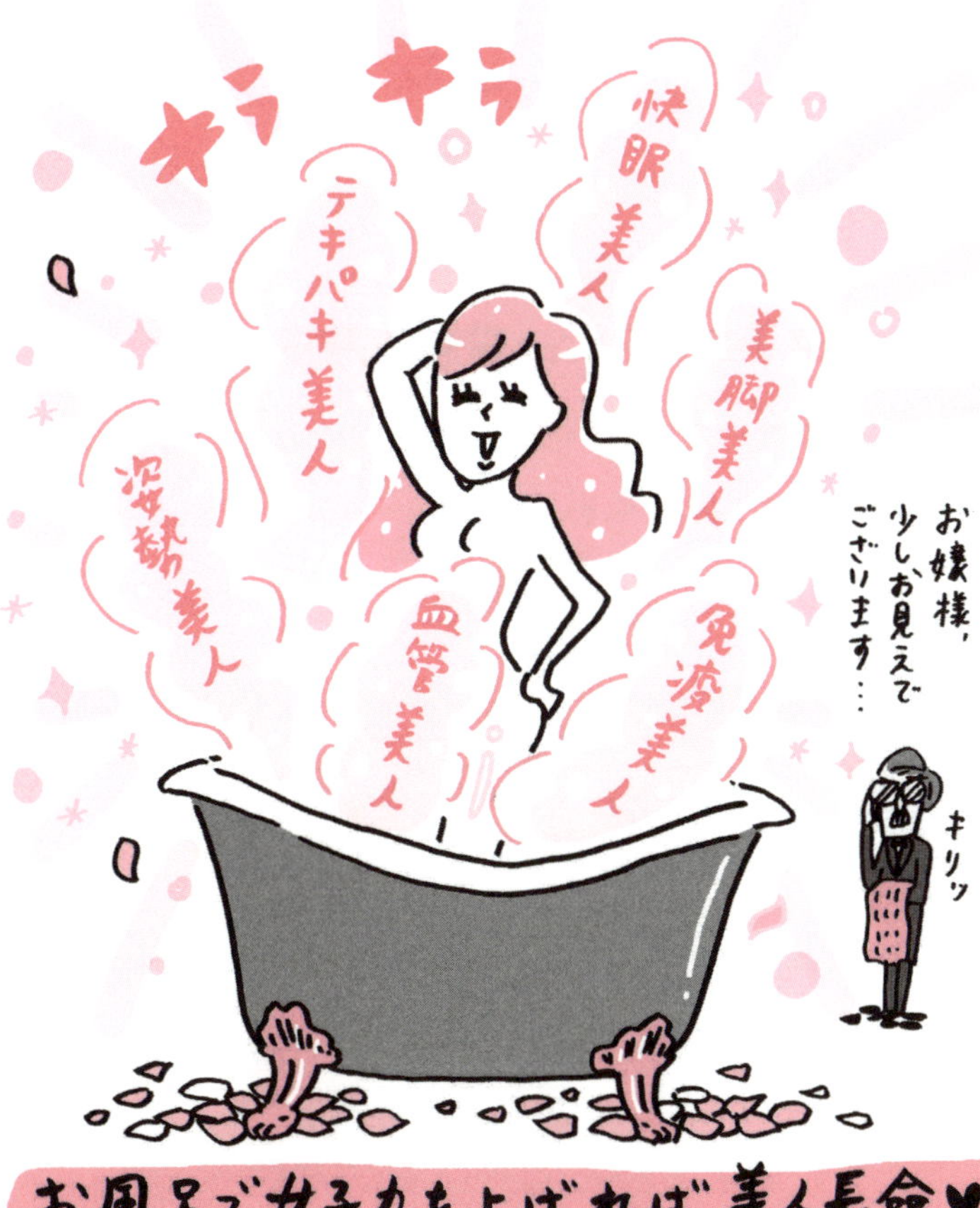

お風呂で女子力を上げれば美人長命♥

女子力UPのための最新入浴法

2017年4月2日　第1刷発行

著者　後藤 康彰

装丁・デザイン　菅家 恵美
イラスト　ヤマサキミノリ

発行者　中島 伸
発行所　株式会社 虹有社《こうゆうしゃ》
〒112-0011 東京都文京区千石4-24-2-603
電話 03-3944-0230
FAX. 03-3944-0231
info@kohyusha.co.jp
http://www.kohyusha.co.jp/

印刷・製本　モリモト印刷株式会社

ISBN978-4-7709-0072-2